千名医师讲中医

（第二辑）

国家中医药管理局综合司　组织编写

人民好医生客户端《千名医师讲中医》栏目组
中国中医药出版社　　编　　著

全国百佳图书出版单位
中国中医药出版社
·北 京·

图书在版编目（CIP）数据

千名医师讲中医 . 第二辑 / 人民好医生客户端《千名医师讲中医》栏目组，中国中医药出版社编著 .
北京 : 中国中医药出版社，2024. 11.
ISBN 978-7-5132-9071-5

Ⅰ . R2
中国国家版本馆 CIP 数据核字第 20244A69E8 号

中国中医药出版社出版

北京经济技术开发区科创十三街 31 号院二区 8 号楼
邮政编码　100176
传真　010-64405721
北京盛通印刷股份有限公司印刷
各地新华书店经销

开本 710×1000　1/16　印张 8.5　字数 84 千字
2024 年 11 月第 1 版　2024 年 11 月第 1 次印刷
书号　ISBN 978 - 7 - 5132 - 9071 - 5

定价　49.80 元
网址　www.cptcm.com

服 务 热 线　010-64405510
购 书 热 线　010-89535836
维 权 打 假　010-64405753

微信服务号　zgzyycbs
微商城网址　https://kdt.im/LIdUGr
官 方 微 博　http://e.weibo.com/cptcm
天猫旗舰店网址　https://zgzyycbs.tmall.com

如有印装质量问题请与本社出版部联系（010-64405510）

目 录

痛经怎么调理？
中医专家来支招

王东红（中国中医科学院眼科医院妇科主任）

扫码看完整视频

痛经一般分为原发性痛经和继发性痛经两种类型。原发性痛经主要与月经来潮时激素水平波动有关，占痛经患者总数的90%左右；继发性痛经与盆腔器质性疾病有关。重度痛经患者可能伴随头晕、乏力等全身症状，日常生活和工作会受到严重影响。我们该如何调理痛经呢？

主持人：什么是原发性痛经？什么是继发性痛经？

王主任：原发性痛经，也称功能性痛经，多在初潮后两年内发病。患者多在月经来潮后开始疼痛，月经来潮后的第一天疼痛最为剧烈，疼痛可持续2～3天，后逐渐缓解。患者多为痉挛性疼痛，同时伴有恶心、呕吐、腹泻、腰酸、头晕、乏力等症状。妇科检查和B超检查显示，无盆腔器质性病变。继发性痛经与盆腔器质性病变有关，如子宫内膜异位症、子宫腺肌病，以及反复发作的盆腔炎、子宫畸形、妇科肿瘤等疾病。通过妇科检查、白带常规检查、盆腔B超检查，以及子宫输卵管碘油造影、诊断性刮宫、宫腔镜、腹腔镜等检查，能够找到继发性痛经的病因。

主持人：痛经患者达到哪种疼痛程度就需要进行治疗了呢？

王主任：有的女性疼痛阈值比较高，所以对疼痛的耐受力就比较强。对于疼痛阈值比较低的女性来说，痛经发作时的痛感就会比较明显。临床上，患者一般需要用疼痛评分量表来做自我评定。按照疼痛程度，我们人为地将疼痛分为10个等级。0级：没有任何感觉。1～2级：感到轻微的疼痛（像蚊虫叮咬一样），或者一定程度的疲劳感，且非常容易耐受。3～5级：轻微影响睡眠质量，但是仍在可以忍受的范围内，此时身体会感到明显的困倦和疲乏，但是可以通过睡眠得到缓解或者改善。6～7级：此时的疼痛通常会影响到正常的生活与工作，需要借助止痛药来帮助改善痛经。8～9级：疼痛更加剧烈。10级疼痛就是我们人类可以忍耐的极限了。比如严重的烧伤、烫伤产生的疼痛就属于10级疼痛。女性分娩时所产生的疼痛，已经达到9～10级了。以上就是疼痛程度的分类标准。一般来说，女性痛经的疼痛程度多在5级以下，是可以耐受的。只有少数患者会产生6级左右的疼痛。在临床上，我们认为5级以上的痛经疼痛就需要治疗了。患者可以使用止痛药缓解疼痛。

主持人：痛经患者需要做哪些检查？

王主任：对于轻度痛经的患者来说，疼痛对其影响不大，故不需要进行治疗，也不需要做检查。如果患者确实出现疼痛难忍的情况，且疼痛呈进行性、持续性加重，并伴随恶心、呕吐、冷汗等症状，同时常规药物治疗没有效果，这个时候就需要到医院就诊。对于此类患者，首先要考虑做妇科检查，以排除盆腔炎，另外还要做 B 超检查，以排除器质性病变。腹腔镜检查是子宫内膜异位症诊断的金标准。

主持人：痛经患者除具有疼痛症状外，是否还伴有其他症状？

王主任：临床上，通常把痛经分为 3 度，包括轻度痛经、中度痛经和重度痛经。轻度痛经患者在经期或者经期前后出现小腹疼痛，同时可能伴有腰酸，但没有全身症状。中度痛经患者在经期或者经期前后出现小腹疼痛难忍，同时伴有腰部酸痛、恶心、呕吐、四肢不温等症状，在使用止痛药后，疼痛可以得到暂时的缓解。重度痛经患者在经期或者经期前后出现小腹疼痛难忍，坐卧不宁，严重影响日常生活、工作及学习，同时还会伴有腰部酸痛、面色苍白、冷汗淋漓、四肢厥冷，以及恶心、呕吐、腹泻、肛门坠胀等表现。对于此类患者，即使采用止痛措施，疼痛也不会得到明显的缓解。值得一提的是，患者如果出现了剧烈的疼痛，同时又伴随严重的恶心、呕吐、腰痛、四肢厥冷，甚至晕厥、虚脱等，就需要立即到医院就诊了。

主持人：痛经是否具有家族遗传倾向性？痛经还会受哪些因素的影响？

王主任：痛经是有家族遗传倾向性的。如子宫内膜异位症会引起继发性痛经，而子宫内膜异位症就是具有家族遗传倾向性的一种疾病。原发性痛经也具有家族遗传倾向性。痛经的发生与子宫位置有一定的关联。一般来说，子宫位置过于后倾的女性，痛经程度也会比较重。另外，盆腔炎患者也容易出现痛经，因为炎症是会引起疼痛的。精神焦虑、紧张的女性比较容易受外界因素的影响，所以罹患痛经的可能性比较大。常吃生冷辛辣的食物、冬天穿得比较少、长期待在寒冷环境中，都容易使女性遭受痛经的困扰。

主持人：患有子宫内膜异位症的女性该如何治疗？

王主任：治疗子宫内膜异位症的第一个目的是缩小或者消除病灶，第二个目的是缓解甚至解除疼痛，第三个目的是改善和促进生育，第四个目的是减少和避免复发。所以，在治疗该病时，要考虑女性的年龄、是否有生育需求、痛经的严重程度、病变范围、既往治疗情况，以及患者本身的意愿等。临床上，有的巧克力囊肿很大，直径超过 5cm，甚至达到 7 ～ 8cm，这时就要考虑手术治疗。术前医生要与患者进行良好的沟通，告诉他们手术治疗的利弊及不行手术治疗的利弊，并让其自己权衡，决定是否手术。综上，我们认为子宫内膜异位症需要长期的治疗。

主持人：子宫腺肌瘤患者是否需要接受手术治疗呢？

王主任：子宫腺肌瘤是子宫腺肌病的进一步发展。患有此病的女性，痛经程度非常严重。此时，我们不仅要考虑药物治疗，还要考虑手术治疗。在药物治疗方面，主要利用其抑制卵巢功能，来抑制疾病的发展及病灶的活性，减少粘连情况的发生。治疗药物包括避孕药、高效孕激素、促性腺激素释放激素激动剂等。对于口服避孕药来说，如果患者坚持周期性用药 6 个月，是可以抑制排卵的，且不良反应少，但是有可能出现消化道症状，如恶心、呕吐，或者导致肝功能异常。高效孕激素包括甲地孕酮、地屈孕酮等，这些均可以引起子宫内膜出现蜕膜样改变，最终造成子宫内膜萎缩，从而减少痛经的发生。当然，高效孕激素也有不足之处，比如可能会造成突破性出血、乳房胀痛、体重增加，以及消化道症状和肝功能异常等。促性腺激素释放激素激动剂会抑制卵巢功能，使卵巢处于休息状态，痛经自然也就不会发生。但是，其会使患者出现更年期症状，如潮热汗出、烦躁、失眠等。而且，长期使用此类药物，可能会使患者的骨密度降低，引起骨质流失。手术治疗分为保守性手术治疗、半根治性手术治疗、根治性手术治疗。保守性手术治疗就是要保留患者的生育功能，尽量把病灶部位剔除，即保留子宫和卵巢。这种手术类型适用于年轻女性或者需要保留生育功能的女性。半根治性手术治疗是指将子宫切除，但是保留卵巢。因为卵巢是女性的生殖器官，能分泌雌激素、孕激素和少量雄激素来维持女性的第二性征，延缓衰老。根治性手术治疗就是把子宫、卵巢和输卵管全部切除。该法适用于年龄较大、没有生育要求，或者痛经程度比较严重、经过多种治疗手段得不到满意疗效的患者。还有一些辅助性手术，比如子宫神经去除术、骶前神经切除术等。另外，戴曼月乐环也是可以止痛的，但是其目的是使患者不来月经。

主持人： 痛经的中医辨证分型包括哪些？

王主任： 临床上，中医通过辨证论治将痛经分为 5 种证型。第一种证型是寒凝血瘀型，治法为温经散寒、活血化瘀、止痛，可以用少腹逐瘀汤加减进行治疗。第二种证型是气滞血瘀型，治法为活血化瘀、行气止痛，可以用膈下逐瘀汤加减进行治疗。第三种证型是气虚血瘀型，治法为益气养血、化瘀止痛，可以用八珍汤进行治疗。第四种证型是肾虚血瘀型，治法为补肾活血、化瘀止痛，可以用金匮肾气丸进行治疗。第五种证型是湿热瘀阻型，治法为清热化湿、化瘀止痛，可以用二妙丸或四妙丸配伍桂枝茯苓丸进行治疗。

主持人：喝红糖水是否能缓解痛经？

王主任：对于寒凝血瘀型痛经患者来说，是可以喝红糖水来缓解痛经的。如果痛经的同时伴有恶心、呕吐等症状，可以在红糖水中加点生姜。红糖不仅有活血养血的作用，还能补充能量。生姜能温经散寒。所以，生姜红糖水能够缓解痛经。

主持人：痛经女性在生活、饮食方面需要注意什么？

王主任：首先，痛经患者需要增强免疫力，保证气血充足。其次，不建议患者吃生冷食物，像冰镇饮料，以及螃蟹等海鲜。相反，我们主张患者吃温热的食物。最后，患者还要注意保暖，避免寒凉。

主持人：接下来进入提问环节。这位网友的问题是痛经比较严重，但忍不住想吃雪糕的欲望，这该如何调理？

王主任：这种患者属于上热下寒型，也就是中医所说的寒热错杂，身体中既有寒，又有热。所以，患者常表现为腹部、腰部及臀部等部位发凉，从而造成子宫平滑肌痉挛，导致痛经。同时，患者又有燥热的症状，总想吃凉的东西。对于这种情况的患者，我们建议其去医院，找中医医生辨证开方，对寒热同时进行调理，从而达到治疗痛经的目的。

关注男性健康，
男科疾病的针灸疗法

杨勇（北京中医药大学东直门医院男科主治医师）

在我国，男性健康已逐步受到人民大众的瞩目和重视。随着健康宣传和社会环境变化等因素的影响，男性的健康意识有了显著提升。但对于男性疾病的治疗及预防，仍需要科学的认知。

主持人：我国男性生殖系统的高发疾病有哪些？

杨医生：目前，我国男性生殖系统的高发疾病有 5 种，包括前列腺炎、前列腺增生、勃起功能障碍、早泄、不育。相关数据表明，35％～50％的男性在一生中的某个阶段都会受到前列腺炎的影响。前列腺炎分为 4 种类型，其中 95％以上的前列腺炎属于慢性非细菌性前列腺炎。前列腺增生，俗称前列腺肥大，这是一种不可逆的病理改变，发病率与年龄呈正相关。据统计，50 岁以上的男性有 50％左右存在前列腺增生，60 岁以上的男性患前列腺增生的比例可达到 60％以上，80 岁男性有 95％以上患有前列腺增生。据国内相关研究报道，勃起功能障碍的发病率为 40.56％，且与年龄呈正相关。早泄也是男性常见的生殖系统疾病之一。流行病学调查发现，早泄的发病率为 20％～30％。我国文献报道，男性不育的发病率为 12.5％。

主持人：前列腺疾病的诱发因素有哪些？

杨医生：前列腺像一颗栗子，底部朝上，与膀胱贴在一起；尖部朝下，抵泌尿生殖膈；前部贴着耻骨联合；后部靠着直肠。可以说，前列腺能够守护着尿道上口。所以当前列腺发生病变时，排尿首先受到影响。指诊可以了解前列腺的大小、表面是否光滑，以及中央沟的情况。前列腺上方是如花生般大小的精囊腺。前列腺是人体少有的具有内外双重分泌功能的性分泌腺。作为外分泌腺，它每天会分泌大约 2mL 的前列腺液，作为精液的组成部分。

诱发前列腺疾病的因素有很多，其中最常见的是久坐，因为男性久坐会压迫前列腺。前列腺是一个特别怕凉的器官，所以着凉会诱发前列腺疾病。前列腺还怕辛辣刺激，如吃辛辣食物、喝酒、喝浓咖啡等均会导致前列腺疾病的发生。另外，憋尿也是前列腺疾病的诱发因素。憋尿会直接影响排尿，老年男性特别容易发生此类情况。没有规律的性生活也会诱发前列腺疾病。性生活过于频繁，前列腺就会出现充血肿大；相反，长时间没有规律排精，也容易造成前列腺疾病。针对以上这些因素，我们制定了男科八项规定：不久坐、不着凉、不喝酒、不吃辣、不憋尿、不憋精、不忍渴、不压抑。

主持人： 目前，男性生殖系统疾病的临床治疗情况是怎样的？是否会遇到一些困境？

杨医生： 95%以上的前列腺炎都属于慢性无菌性炎症，这一类型的前列腺炎是中医的优势病种。前列腺炎容易并发勃起功能障碍和射精功能障碍，同时还会引发焦虑、抑郁，这些都会影响患者的生活质量。另外，有备孕需求的青年男性如果患有前列腺炎有可能会影响精液的液化情况。前列腺炎发病有两个高峰，第一个高峰在30～39岁，发病率大概是34%，第二个高峰在60～69岁，发病率为36%左右。不良的生活方式很容易导致病情加重，给治疗带来困难。很多患者在治疗的时候感觉症状缓解了，就不注意生活方式而去喝酒或吃辛辣刺激食物，这很容易导致疾病复发。还有一种情况也很常见。很多男性生殖系统疾病患者就诊时会感觉难以启齿，坐在诊室里不好意思说出自己的病情。另外，在男性不育方面我们也会碰到一些困境。经常有患者从西医院转到中医院就诊。比如夫妻在一起生活1年以上还没有怀孕，检查结果表明男性、女性都没有问题，但就是怀不上，很多这样的患者来到中医院调理身体。其实，有10%以上的男性不育是找不到任何原因的，这种情况叫作特发性不育，治疗起来比较困难，所以需要利用中医进行全方位的调整与治疗。

主持人：早泄和勃起功能障碍的诱发因素有哪些？

杨医生：据统计，勃起功能障碍的发病率为50%，且随着年龄的增加而增长。它的危险因素比较多，包括整体健康状况变差、长期不良的生活方式，以及某些精神心理因素。所以，临床上通常把勃起功能障碍的病因分为心理性因素和器质性因素两个方面。心理性因素包括工作压力大、夫妻感情不和、焦虑、抑郁，或者初次性生活失败导致的思想压力过大等。器质性因素包括血管性因素、内分泌因素等。常见的血管性因素有心脑血管疾病，如心肌梗死、动脉硬化、血管供血不足等。常见的内分泌因素有性腺功能减退，男性雄激素睾酮水平偏低、催乳素偏高，甲状腺功能减退，甲状腺功能亢进，糖尿病等。早泄的常见诱因有精神心理因素，如长期自慰史、精神紧张等；器质性因素，如交感神经过于兴奋，存在前列腺疾病、外生殖器炎症，以及心脑血管疾病等。

主持人：早泄和勃起功能障碍的治疗方法有哪些？

杨医生：勃起功能障碍的临床一线用药是5型磷酸二酯酶抑制剂（也称 PDE5 抑制剂）。口服该药物，可以达到增强勃起功能的效果，其有效率可达到80%以上。对于功能性勃起功能障碍，可以用中医辨证论治配合针灸治疗。治疗早泄，包括得效、巩固、减药3个步骤。

主持人：针灸能够治疗哪些男性生殖系统疾病？

杨医生：以上提到的 5 种男性常见病其实都可以用针灸进行治疗。当然，并不是所有前列腺炎都适合针灸治疗。急性前列腺炎的症状表现包括突然出现恶寒、发热、尿频、尿急或排尿困难。对于这种情况，优势治疗方法是西药治疗，它能够很快缓解症状。而慢性前列腺炎则是中医药及针灸治疗的一个特色优势病种。慢性前列腺炎的两大临床症状是排尿问题和骨盆区域疼痛综合征。对于骨盆区域疼痛，针灸治疗有非常好的疗效。因其具有疏通经络、行气活血的作用，从而能够达到止痛效果。所以在这种情况下，我们会首先选择应用中医药，再配合针灸治疗。当然，针对排尿问题，针灸也能起到一定的作用。

前列腺增生的主要表现是排尿不畅及尿频，老年男性比较多见。对于此病，我们可以选择针刺治疗，让排尿更加顺畅。另外，也可以选择艾灸治疗。虚寒性前列腺增生的具体表现为夜尿频多，一夜四五次或五六次，甚至次数更多，而且特别怕冷。对于此病，我们可以选择艾灸治疗，使阳气充足得以气化，故而排尿会变得顺畅。我们在门诊中也经常用艾灸治疗老年男性前列腺肥大，临床观察疗效较好。

对于勃起功能障碍，也可以用针灸进行治疗。针灸治疗能够调整情绪、疏通气血，对于由心理性因素引起的勃起功能障碍治疗效果较好。

早泄分为 4 种类型，包括原发性早泄、继发性早泄、境遇性早泄，以及早泄样射精功能障碍。针灸治疗对于继发性早泄的疗效比其他类型要好。在前列腺炎、焦虑、抑郁、工作压力大等基础上出现的早泄，可以首选针灸治疗。

造成男性不育的原因非常多。对于轻度的弱精症，或者伴随焦虑、抑郁的患者，可首选针灸治疗。

总结而言，这几种疾病都可以用针灸进行治疗，但是对于疾病的不同类型及不同情况，我们首选的治疗方式是不一样的。

主持人：针灸治疗有哪些禁忌证？

杨医生：针刺治疗的禁忌证有饥饿、疲劳、熬夜、饱食、过度紧张等。如果患者是第一次接受针刺治疗，往往会特别紧张，此时应让其平复心情，避免晕针。对于一些特殊部位也有特殊的要求。比如神阙穴需要禁针；有重要脏器的部位也需要禁针，如胁肋下边是肝脾的位置，针刺此处，容易导致内脏出血；另外，前胸、后背等特别危险的部位，针刺时要谨慎。同时，有凝血功能障碍或长期服用阿司匹林的患者很容易出血，当针刺血管比较丰富的部位，可能会出血不止，也应注意。

在做艾灸治疗之前，我们会告诉患者多喝一点水，以防止"上火"，灸后也要多喝一点水。艾灸具有温阳益气的作用。从西医学角度讲，高血压患者不适合做艾灸，因为其有升高血压的作用。另外，糖尿病患者感觉不敏感，灸时很容易把皮肤烫伤，故也不适合做艾灸。从中医学角度讲，凡是阴虚火旺的人均不适合行艾灸治疗。

主持人：体质因素是否会影响生育？在备孕期间是否可以进行针灸治疗？

杨医生：体质因素会影响生育。一般来说，体质分为虚证体质和实证体质。在虚证体质中，最常见的是气虚体质。这类患者总感觉乏力、嗜睡。阴虚体质者特别怕热，常表现为五心烦热、烘热汗出。而阳虚体质者常表现为手脚冰凉、畏寒等。对于以上这些情况，我们可以运用针灸进行调治。另外，对于实证体质者，我们也可以运用针灸进行调治。如血瘀体质，表现为面色晦暗、舌下络脉紫暗；如痰湿体质，表现为体形偏胖、步履沉重、大便质黏、舌苔厚。这些体质均会影响生育。另外，现在社会压力比较大，很多人总是焦虑、抑郁，而形成气郁体质。这样的患者往往检查结果没有任何异常，但就是受孕困难。对于这种情况，我们也可以运用针灸进行调治。此时的治疗思路是疏肝解郁，常用的穴位为太冲穴。

中医经方治疗膜性肾病

刘宝利（首都医科大学附属北京中医医院肾病科主任医师） 扫码看完整视频

肾脏疾病很少能够直接导致患者死亡的特点决定了大众对这类疾病关注度普遍不高，远不如心血管疾病、癌症等其他疾病。肾脏疾病的发病时间和病程发展贯穿人的一生。各个年龄段的人群均可发病。此病发展至终末期，治疗以透析为主，花费极高，患者负担重。中医是如何理解、治疗肾脏疾病的呢？

主持人：近年来，我国肾脏疾病的发病趋势是怎样的？

刘主任：肾脏病是一大类疾病，除少部分是急性因素导致的外，大部分都属于慢性肾脏病范畴。而且，有相当一部分的急性肾脏病因为失于治疗或者由于各种因素的影响，常常不可逆转，最终发展为慢性肾脏病。临床上，把慢性肾脏病简称为 CKD（chronic kidney disease）。相关数据表明，慢性肾脏病的患病率逐年升高，这与很多因素有密切的关系。据统计，2017 年全球有近 6.9 亿的慢性肾脏病患者。其中，我国的病例最多，近 1.3 亿。我国慢性肾脏病患病率高达 10.8％。然而，知晓率低、诊断率低是目前我国 CKD 防治面临的挑战之一。很多患者并不知道自己患有慢性肾脏病，发现时可能已经出现血肌酐升高的现象了，有的甚至已经达到透析水平。据观察，50％以上的慢性肾脏病患者年龄大于60岁，且男性居多。所以，男性、老年人更要重视肾脏的健康状况，应定期体检。尿常规检查虽然有局限性，但是从某种角度来说，还是可以发现很多问题的。同时，我们要关注血肌酐水平。

主持人：慢性肾脏病的常见病因有哪些？

刘主任：相关研究表明，在我国，导致慢性肾脏病发病的排在前4位的原因分别是糖尿病、高血压、梗阻性肾病及慢性肾小球肾炎。对于糖尿病和高血压导致的慢性肾脏病患者来说，应该更积极地控制和治疗原发病。高血糖、高血压对肾脏的损害很大。梗阻性肾病常与肾结石、前列腺增生等因素有关。慢性肾小球肾炎是肾病科门诊经常见到的一种疾病。很大一部分慢性肾小球肾炎没有明确病因，我们称其为原发性肾小球疾病。许多患者发现自己出现了下肢水肿，或者小便泡沫突然增多，到医院检查后才发现患有此病。近年来，原发性肾小球疾病中的膜性肾病的发病率逐年升高，而且逐渐成为原发性肾小球疾病中的主要病理类型。从目前的治疗现状来看，将近1/3的患者，无论用哪种方法治疗，都终将走向透析。该病也成为肾病科医生十分关注的疾病之一。

主持人：什么是膜性肾病？它有哪些典型症状？

刘主任：原发性肾小球疾病包含膜性肾病、IgA肾病、微小病变性肾病等多种病理类型。所以，膜性肾病其实是一个病理学诊断名词。不同的病理类型，有不同的治疗方案及不同的愈后。这类疾病的确诊主要依靠肾穿刺活检术。然而，目前我们发现70%以上的膜性肾病患者体内抗磷脂酶 A_2 受体抗体为阳性。所以，现在很多家医院采用抽血的方式来检查抗磷脂酶 A_2 受体抗体。如果一位肾病综合征患者的抗体为阳性，就可以诊断其为磷脂酶 A_2 相关的膜性肾病。这也就表明，此类患者在大多数情况下不必做肾穿刺活检术就可以确诊了。

膜性肾病是一种自身免疫性疾病，最常见的临床表现是水肿，包括下肢水肿、腹水、眼睑浮肿等，同时还会伴有低蛋白血症、泡沫尿，以及高胆固醇血症。除此之外，中医学认为此类患者还会出现怕冷、手脚冰凉、大便不成形等症状。

主持人：哪些原因可能造成膜性肾病？膜性肾病的高发人群有哪些？

刘主任： 大多数膜性肾病是原发性的，即病因不明确，故又被称为特发性膜性肾病。随着研究的深入，发现该病的发生可能与遗传因素、环境污染、炎症等多种因素密切相关。中医学认为，膜性肾病的发生与先天体质虚弱，后又感风寒湿邪而深伏体内密切相关。膜性肾病好发于中老年人群，以男性多见，儿童患病相对较少。但是近年来，膜性肾病的发病有年轻化趋势。

主持人：中医是怎样认识膜性肾病的？

刘主任：中医学认为，膜性肾病以水肿为主要症状，所以多将其归为"水肿""水气病"范畴。《素问·水热穴论》提道："肾者胃之关也，关门不利，故聚水而从其类也。上下溢于皮肤，故为胕肿。胕肿者，聚水而生病也。"张仲景在《金匮要略》中对水气病进行了详细论述，言："病有风水，有皮水，有正水，有石水，有黄汗。"

很多人有这样的疑问，肾虚就是肾脏病吗？实际上，中医学所说的肾虚与西医学所说的肾脏病是两个概念，不能等同。中医学认为，肾虚是一组临床表现的综合。肾虚者常见的临床表现为腰酸乏力。也就是说，肾脏病不等于肾虚，但是肾脏病可以有肾虚的表现。另外，还有很多病病都可以表现为肾虚，如心血管疾病等。

主持人：西医和中医分别是怎样治疗膜性肾病的？

刘主任：无论是中医，还是西医，追求的治疗目标都是尽可能让患者实现临床缓解，如蛋白尿减少、血肌酐水平恢复正常、白蛋白水平恢复正常等。西医治疗膜性肾病主要依据 KDIGO 指南。对于不同阶段、不同时期的膜性肾病，该指南所推荐使用的药物不同。常见的西医治疗方案有激素联合免疫抑制剂，如激素联合他克莫司、环孢素等。随着生物制剂的出现，利妥昔单抗这类药物也开始被用于膜性肾病的治疗中。但是，激素与免疫抑制剂都可能会产生很多不良反应。比如，激素会导致肥胖。而免疫抑制剂不仅能够抑制体内过亢的免疫应答，而且对正常免疫应答也能起到抑制作用。另外，其还能导致感染。所以，临床在选择西医治疗时，一定要评估患者是否适合使用激素、免疫抑制剂，以及适合使用哪种免疫抑制剂。

膜性肾病是中医药治疗的优势病种。中医治疗不同于西医治疗，更强调平衡。膜性肾病起病比较隐匿，结合临床观察及伴随症状，一般将其分为阴阳两类。"阴阳者，天地之道也，万物之纲纪，变化之父母，生杀之本始，神明之府也，治病必求于本。"阴阳是中医的核心。中医学认为，膜性肾病的患者以阴证居多，以畏寒、手脚冰凉、大便不成形为主要表现。所以，临床常用温药治之。该病病机为阳虚，同时伴有水湿、瘀血，故应以温阳化积为治疗大法。

主持人：治疗膜性肾病时常用哪些经方？

刘主任：中医学认为，膜性肾病以阴证居多，所以治疗以温为主。水得热则行，得寒则凝。临床常用的一个非常经典的方剂就是肾着汤。《金匮要略·五脏风寒积聚病脉证并治第十一》提道："肾着之病，其人身体重，腰中冷，如坐水中，形如水状，反不渴，小便自利，饮食如故，病属下焦，身劳汗出，衣里冷湿，久久得之，腰以下冷痛，腹重如带五千钱。"此为肾着汤的核心条文。肾着汤方药组成：甘草、干姜、茯苓、白术。另外，还有一个经典方剂是麻黄附子汤。《金匮要略·水气病脉证并治第十四》提道："水之为病，其脉沉小，属少阴；浮者为风，无水虚胀者，为气。水，发其汗即已。脉沉者，宜麻黄附子汤。"由此可以看出，水气病属少阴，这种脉沉的水肿可以用麻黄附子汤治疗。我在临床上通常用麻黄附子汤与肾着汤相配伍，认为膜性肾病的病机是少阴太阴合病。《灵枢·本输》言："少阴属肾，肾上连肺，故将两脏。"所以，治少阴就是治肺和肾。而太阴病应治脾，当温之，当服四逆辈。故少阴太阴合病，则该治肺、脾、肾。麻黄附子汤合肾着汤仅有6味药。麻黄宣肺，附子温肾，干姜、甘草健脾，此4味药为主药；茯苓、白术利水。此为标本同治之法，利水为治标，治肺、脾、肾为治本，故临床疗效良好。用了这个处方之后，患者的水肿、腰痛、怕冷等症状逐渐缓解；实验室指标，如白蛋白、血肌酐等也有所改善。

主持人：我们在日常生活中，该如何保护肾脏呢？

刘主任：中医学认为，疾病的发生与邪正盛衰有密切的关系。也就是说,人体在两种情况下容易发病,即正气不足与邪气侵害。因此,预防疾病要从这两个方面入手。第一个方面为扶助正气。首先,要顺应自然界季节和气候的变化,生活要有规律、有节制。"法于阴阳,和于术数,食饮有节,起居有常"是古人最早关于修身养性的 16 字方针。其次,要调畅情志,要保持好的心情。情绪异常可导致气血失调,正气不足。很多人在患病之后,都会有不同程度的焦虑、紧张,所以这个时候可以适当采用一些心理治疗手段。同时,我们还要进行适当运动,动静结合。中医学认为,久坐、久立、久卧都能够对人体造成损伤,而适当的运动可以调畅气血,使人体气机协调。我们可以选择如打太极拳、慢跑、慢走等运动方式。这些对身体都是非常有益的。当然,我们不建议膜性肾病患者剧烈运动。最后也是最重要的是饮食有节。因为现在的生活条件比较好,所以大家更要注意清淡饮食。蛋白质摄入过多,不适合膜性肾病患者的肾小球基底膜修复。所以,我们提倡膜性肾病患者要选择低蛋白饮食。以上这些生活方式均有利于疾病的恢复。中医治疗的核心精髓就是扶正祛邪。

中医如何认识和防治冠心病

王贤良（天津中医药大学第一附属医院心血管科副主任）

扫码看完整视频

据《中国心血管健康与疾病报告 2020》介绍，我国心血管病患病率呈持续上升趋势，推算现患病人数约 3.3 亿。2018 年，心血管病死亡率高于肿瘤及其他疾病，居于首位。中医是怎样认识冠心病的？中医有哪些防治冠心病的方法？

主持人：什么是冠心病？冠心病的症状有哪些？

王主任：冠心病是由于冠状动脉的器质性狭窄或阻塞，引起心肌缺血、缺氧，甚至坏死的一类疾病。它又被称为缺血性心脏病。冠心病与其他疾病一样，早发现、早治疗是非常重要的。因此，也就要求人们对冠心病的一些常见临床表现应当有所了解。冠心病最典型的临床表现是心前区或者胸骨后疼痛，这种疼痛通常为绞痛或压榨痛；也可以是相对不典型的憋闷感觉；或者是向左侧肩部的放射痛。当然，冠心病患者也会有一些不典型的症状出现，如牙痛、咽部发紧等。对于老年人，尤其是糖尿病患者，因他们对症状的敏感性有所降低，且其出现的症状通常是不典型的，所以需要更加注意。我们只有了解了冠心病、心绞痛的常见临床表现，才能够尽早就医，防止疾病进一步恶化。

主持人：冠心病的诱发因素有哪些？

王主任：冠心病是由于心肌缺血、缺氧，甚至坏死引起的。因此，在日常活动中，能够增加心肌耗氧量，导致心肌供氧和耗氧失衡的一些因素都可以诱发冠心病。比如，劳累、剧烈运动、高强度的工作状态，或者是情绪的波动，如大喜、大怒、大悲等都可能诱发冠心病。另外，饮食不节或者气候突变，也会导致心肌供血、供氧与耗氧之间处于一种失衡状态，从而诱发冠心病。

主持人：冠心病的好发人群有哪些特征？

王主任：心血管科医生将存在高血压、高血脂、高血糖的人群称为冠心病的"后备军"，也就是说这类人很容易患冠心病。生活方式不健康，如长期吸烟、喜欢高盐高脂饮食，以及活动量偏少的人群也是冠心病的好发人群。另外，还有一个不可抗拒的因素，就是年龄因素。一般情况下，年龄超过 50 岁，无论是男性还是女性，都属于冠心病的相对高发人群。当然，近些年冠心病的发病呈现出年轻化趋势。

主持人：确诊冠心病需要做哪些检查项目？

王主任：如果出现了前面提到的临床症状表现，比如心绞痛、胸闷、后背痛等，就需要第一时间去医院进行相应的检查，甚至是一些必要的治疗。对于冠心病的检查手段有很多。目前，诊断冠心病的金标准是冠状动脉造影。它是一个比较安全可靠的有创性诊断技术，能够使冠状动脉动态显影，从而明确冠状动脉病变处是否有狭窄，以及狭窄的程度与范围。对于一些想初步评估冠心病病情的患者来说，还可以选择冠状动脉CT检查，以及其他相关检查，包括心电图、心脏彩超、心电图运动试验等。以上都是能够协助诊断冠心病的一些常用检查。

主持人： 中医是如何认识冠心病的？

王主任： 中医根据冠心病的临床表现，如胸闷、胸痛等，将其归纳为"胸痹""心痛"等疾病范畴。早在《黄帝内经》中就有对"胸痹""心痛"的发生发展、临床表现及治疗的相关记载。到了东汉时期，张仲景在《金匮要略》中专设《胸痹心痛短气病脉证治第九》一文，对"胸痹""心痛"进行了详细记载，其中有"胸痹之病，喘息咳唾，胸背痛，短气"之言论。也就是说，在那个时候中医就已经将冠心病的主要表现描述出来了，即胸背痛、喘息、咳唾、短气。对于此病，张仲景用瓜蒌薤白白酒汤、瓜蒌薤白半夏汤等方剂进行治疗。张仲景认为，冠心病的病机为本虚标实。本虚是指人体自身阳气不足。在自身阳气不足的情况下，很容易感受寒邪。因此，张仲景认为冠心病的基本病机为阳虚寒凝。但是，随着时代的变迁，我们生活的环境已经发生了变化。我们发现，现在的生活条件好了，阳虚体质者变少了，但气虚体质者增多了。同时，标实的寒凝也减少了。因为现在几乎没有吃不饱、穿不暖的现象，所以寒凝也就减少了。但是，我们现在吃得好，动得少，因此痰湿、瘀血会在体内蓄积。这一转变也在告诉中医医生，在治疗冠心病的时候，既要守正，又要创新。只有把握了这些变化，才能在当代环境下取得比较好的治疗效果。

主持人：针对冠心病，目前常用的治疗方式有哪些？

王主任：首先是药物治疗。减少心肌耗氧、扩张冠状动脉血管、改善供血为该病的用药原则。当药物治疗解决不了时，可以选择手术治疗。手术治疗包括两类，一类是冠状动脉支架植入术，另一类是冠状动脉搭桥术。冠状动脉支架植入术就是用一个支架把狭窄的或是堵塞的冠状动脉血管撑开。而冠状动脉搭桥术的适用范围相对较广，可以治疗严重程度比较重的，不能用冠状动脉支架植入术解决的病变。除这些治疗手段外，通常容易被人们忽视的治疗方式为生活习惯的改变。即使在手术治疗后，患者也可能再次出现冠状动脉血管狭窄或堵塞。所以，日常生活方式的干预，包括调整饮食、戒烟限酒、适量运动，以及调节情绪等都是非常重要的。我们提倡要以运动康复为核心，也就是说平时要加强运动。冠心病患者可以选择做一些有中医特点的运动，比如做八段锦、打太极拳等，从而改善整体体质状况，提高生活质量。

主持人：中医药在冠心病的治疗过程中，能够发挥哪些作用？

王主任：中医强调预防，即未病先防。故在冠心病的预防方面，可针对一些危险因素，包括高血压、高血糖、高血脂等，运用中医药进行早期干预，进而使机体达到稳态。这样就降低了冠心病的发生风险。在冠心病的治疗方面，中医药可以在西医药物治疗及手术治疗的基础上，进一步改善患者心绞痛等临床表现，甚至能够延缓疾病发展。另外，中药与西药联合使用，有时候能起到减毒增效的药理作用。而对于某些术后患者，虽然其主要血管开通了，但是局部微血管的供血状态可能并没有得到明显改善，因此可能还会出现气短、乏力等临床表现。在这种情况下，加用中医药治疗，能够起到很好的效果。

主持人：冠心病患者应该在家中准备哪些药物？

王主任：现在很多人可能在家中都备有像阿司匹林这类的抗血小板聚集药物。确实，我们发现在突发心血管事件中，第一时间给患者服用阿司匹林这类抗血小板聚集药物，能够起到即刻的治疗效果。当然，这类药物不能够轻易使用，应该在已经具备了某些心血管危险因素，同时在医生的指导下考虑使用。我们熟知的速效救心丸、硝酸甘油等，都是能够起到速效缓解心绞痛发作作用的药物。因此，冠心病患者无论是在家中，还是在外出活动时，都建议将这类急救药品备在身上，在心绞痛发作时应用。对于这类能够快速起效的药物，我们建议舌下含服。当然，在使用这些药物的过程中，也有一些注意事项。比如，硝酸甘油是一种强效扩血管药物。如果患者年龄偏大，或者基础血压偏低，在应用硝酸甘油时，则需要特别慎重。因此，对于一些发作不是特别剧烈的冠心病、心绞痛或胸闷的患者，还是建议其首选复方丹参滴丸或速效救心丸这类中成药。如果不能够缓解，再考虑使用硝酸甘油。无论是速效救心丸，还是硝酸甘油，含服完 15 分钟之后，症状不减轻或者不缓解则需要在第一时间拨打 120，紧急就医。

主持人：有哪些中医方法可以预防冠心病的发生？

王主任：首先，在生活习惯上，我们需要调畅情志，保持一个比较良好的心理状态，应当避免长期的不良情绪，或者强烈的短期精神刺激。我们可以进行适度的养生运动，比如打太极拳、做八段锦等。这类中医传统运动疗法具有强筋健骨、调畅气血、防病养生的功效，更加适合中老年患者。此外，中医学的一些外治疗法，比如艾灸足三里、内关等保健穴位，能够起到增强自身体质的作用。中医学讲究药食同源。因此，我们在饮食上如果能够有所注意、有所调理，也能够达到未病先防的作用。我们还可以根据自身体质，分别选用相对应的中药进行调理。对于存在气短表现的患者，建议适量食用山药、龙眼肉、黄芪、人参等补气药物；对于形体偏胖、舌苔偏厚偏黄的痰热体质患者，建议服用山楂、荷叶、薏苡仁等健脾化湿类药物；对于虽然没有冠心病，但总是感觉心前区刺痛，舌上有瘀点、瘀斑的血瘀体质者，建议适量服用丹参、三七粉等活血类药物。

慢性疲劳综合征
和失眠的中医调养

曹云松（北京中医药大学东方医院内科副主任医师）

慢性疲劳综合征是一种主要特征为极度疲劳，休息后无改善的疾病，同时可能伴有记忆力下降、注意力不集中、咽喉肿痛、淋巴结肿大、肌肉酸痛、无红肿的多关节疼痛等症状。怎样治疗慢性疲劳综合征？怎样通过中医方法对其进行调养？

主持人：什么是慢性疲劳综合征，该病有哪些典型症状？

曹主任：慢性疲劳综合征其实是一种长期的亚健康状态。它是在较大生活压力下出现的以长期慢性疲劳为主的一系列症候群。该病有许多典型症状，比如精神萎靡、头晕昏沉、四肢倦怠乏力、注意力不集中、记忆力下降、工作效率低下、失眠，或者盗汗、多梦等。

主持人：诊断慢性疲劳综合征需要做哪些检查？

曹主任：慢性疲劳综合征是一种亚健康状态。如果出现了上述症状，我们需要做一些相关检查，比如血常规、尿常规、心电图、超声心动图等来排除身体器质性病变，然后才能判断为慢性疲劳综合征。

主持人： 慢性疲劳综合征的好发人群有哪些？

曹主任： 相关数据表明，慢性疲劳综合征好发于办公室人群，尤其是工作压力比较大、生活节奏比较快的年轻人。目前，慢性疲劳综合征的发病率在全人群中占 10%～20%，但是在办公室人群中，发病率则高达 40%～50%。也就是说，办公室人群中有将近一半的人都有发病的风险。

主持人： 中医是如何认识慢性疲劳综合征的？

曹主任： 中医一般将其归为"虚劳"范畴。中医学认为，如果人体气血失衡，就会出现心血虚，或肝气、肝火比较旺盛，或肾气不足等情况。我们将人体情绪的变化称为七情，即喜、怒、忧、思、悲、恐、惊。体内的七情发生变化，那么体外一定会表现出相应的症状。

主持人： 中医是怎样治疗慢性疲劳综合征的？

曹主任： 中医将慢性疲劳综合征分为以下几种类型。第一种类型是脾虚导致的慢性疲劳综合征。脾虚者会有饮食不节的情况发生，比如暴饮暴食、长期节食或酒肉不节制等。长期处于这种状态，可能会损伤脾胃，出现脾胃亏虚、脾气虚弱或胃气亏虚的现象。中医学认为，脾主四肢，脾胃是气血生化之源。所以，脾胃亏虚则会出现气短乏力、脱发、面色萎黄等症状。脾虚类型的人还会有胃肠道症状，如腹泻、食欲较差等。中医治疗时，一般会采用健脾益气的方法，可选择归脾汤、人参归脾丸等补气健脾养血类方药。

第二种类型是肝郁化火导致的慢性疲劳综合征。这种类型的人群可能是因为在工作中压力过大，或者因为很多其他原因导致急躁易怒或情绪起伏不定。中医学认为，怒伤肝，肝郁日久则化火。所以长期情绪不畅，就会出现肝火亢盛的情况。这类人群一般会有口苦口干、手足发热、两胁肋部胀满的现象。如果肝气犯胃，则可能会出现反酸、呃逆等症状。在治疗此种类型的慢性疲劳综合征时，通常会以清肝泻火为原则。临床上常用逍遥丸。如果火热较重，则会选择加味逍遥丸，因为牡丹皮和栀子两味中药有泻火的作用。

第三种类型是心气虚导致的慢性疲劳综合征。心气不足的典型表现是失眠。因为长期劳神、耗神是暗耗心血的行为，时间长了就会出现失眠，除此之外还会伴有心慌、胆怯、多梦的症状。治疗此种类型的慢性疲劳综合征，通常以养心安神为基本原则，可以选择天王补心丹或柏子养心丸等药物。

第四种类型是肾气虚导致的慢性疲劳综合征。这种类型的人群会有腰酸腿软、下肢乏力、耳鸣如蝉等症状。还有人会出现脱发，或者头发过早变白等。这些都是肾虚的表现。这个时候我们可以选择六味地黄丸、金匮肾气丸、左归丸等，以补益肾精，去除疲劳。

主持人：什么是失眠？

曹主任：并不是所有的睡不着觉都叫失眠。比如，由于晚上喝咖啡或者喝茶导致的睡不着觉，或者是因为环境改变导致的睡不着觉，或者是短暂性的、偶尔的夜间睡眠不好都不属于失眠。慢性失眠具有入睡时间比较长，或者夜间清醒次数比较多，或者整个夜间睡眠时长小于6小时等特点。满足这些条件的其中之一，同时又影响日间的正常作息，第二天醒来机体出现精神萎靡、注意力不集中等现象的才叫失眠。

主持人：从中医学角度讲，长期失眠的原因有哪些？

曹主任：中医把失眠叫作"不寐"或"不得眠"。中医学认为，失眠的总体病机是阳不能入于阴。我们知道要睡"子午觉"。因为子时和午时是人体阴气和阳气互相交接的时候。所以，我们建议大家能够在晚上11点之前入睡，因为晚上11点就要进入子时了，这个时候进入睡眠，可以滋养身体，使阴阳顺接。

中医学认为，导致失眠的原因有以下几点。第一点是饮食。《黄帝内经》认为，胃不和则卧不安。也就是说如果脾胃不调，那么睡眠也会不好。现在很多人因为工作原因，早餐和午餐吃得比较简单，晚餐则会大吃大喝，喜食辛辣刺激、肥甘厚味之品。这个时候多会出现恶心的感觉，如果入睡就会导致失眠。

第二点是情绪不调。中医学认为，怒伤肝，喜伤心，也就是说过度的情绪异常变化，会导致脏腑阴阳失衡。怒伤肝就是指过度的发怒暴躁，会伤到肝。肝藏血功能失调后，就会出现失眠。喜伤心就是指过度的喜悦会伤到心。心藏神功能失调后，也会出现失眠。也就是说，情绪不稳定会伤及脏腑，进而会导致失眠。

第三点是劳逸失当。"久视伤血"是指像我们现在总盯着屏幕看，会伤到血，进而也会伤到肝；"久卧伤气"是指总是卧着、躺着会伤到气，这会导致气虚或者气血不流通；"久坐伤肉"是指总是坐着，比如每天伏案工作等，会伤肉；"久立伤骨"是指总是站着，会伤骨；"久行伤筋"是指总是走路，会伤筋。这就是中医讲的"五伤"。结合现在的情况，很多人难免会久视、久卧、久坐等。在这种情况下，身体的气血一定不调和。中医学认为，气血调和，人体才能处于一个正常的状态。如果气血不调和，就会出现阴阳失衡，失眠也就随之而来了。

第四点是先天禀赋不足。就是说这个人可能生下来体质便比较弱，再加上后天失于调养，就容易患某些疾病。

主持人：不同人群每天的睡眠时长应该是多久?

曹主任：一般来说，青少年需要的睡眠时长比较长，一般是 8 ～ 10 小时，而且入睡时间不能太晚，一般是在晚上 10 点之前；中青年人群的睡眠时长应该是 7 ～ 9 小时，比青少年要短一些；老年人所需要的睡眠时长比较短，一般为 7 ～ 8 小时。对于后两类人群，我们建议晚上 11 点之前入睡，这样阳能够入阴，阴阳可以顺接。

同时，我们建议大家中午的时候可以小睡一会儿，但是睡的时间不要过长，一般来说 20 ～ 30 分钟即可，只是作为人体短暂的调整和休息时间。

主持人：中医是怎样治疗失眠的？

曹主任： 中医将失眠分为几种类型。第一种类型是心脾两虚型。这类患者一般会出现失眠，同时还会出现四肢倦怠乏力、心悸、胸闷、舌质淡等表现。对此我们可以采用补益心脾、宁心安神的方法，方药选择归脾汤或人参归脾丸。

第二种类型是肝火内盛型。这类患者多有急躁易怒、口干口苦、梦多烦扰、双目红赤、小便发黄等表现。对此我们可以采用清泻肝火、宁心安神的方法，方药选择龙胆泻肝汤，也可以加一些莲子心、栀子等清泻肝火类中药，以达到安神的作用。

第三种类型是阴虚内热型。这类患者多有失眠、心悸、四肢乏力、脱发、盗汗、五心烦热等表现。此时不但要滋阴，还要清虚火。一般我们会采用养心、补阴、安神的方法来治疗，多选用黄连阿胶汤或天王补心丹。

第四种类型是脾胃不和型。这类患者的临床表现非常典型，也很好鉴别，通常会出现胃痛、胃胀、反酸的症状，有的人还会出现呕吐、大便干结、口中有异味等现象。对此我们可以采用消食和胃、化湿安神的治法，方药选择保和丸等。

主持人：您能给大家推荐几款夏季可用的助眠代茶饮或者药膳吗？

曹主任：对于心脾两虚型失眠患者，可以选择用黄芪、当归炖乌鸡，做乌鸡汤，以起到补气健脾的作用。对于肝火内盛型失眠患者，推荐饮用夏枯草金银花茶。夏枯草能清肝火，金银花可清热。对于脾胃不和型失眠患者，可以选择让其节食，或者多运动，或者食用山楂。山楂可以消食，尤其是消肉食，效果比较好。对于阴虚内热型失眠患者，可以选择用黑豆泡水后炖鸭，做黑豆老鸭汤喝。鸭肉性偏凉，有滋阴降火的作用，黑豆可以补肾。

孕吐、孕期贫血、腰酸腿肿……
这些产科问题中医来调理

王景尚（首都医科大学附属北京妇产医院中医科副主任）

扫码看完整视频

怀孕会给女性带来很多身体变化。随着妊娠月份的增加，很多女性容易出现孕吐、便秘、痔疮、贫血、腰酸腿肿等多种问题。中医如何看待和解决这些产科问题？中医在整个妊娠过程中及产后护理阶段能够起到哪些作用？

主持人：临床上较为常见的产科疾病有哪些？

王主任： 孕早期比较常见的问题是先兆流产，表现为出血、小腹疼痛、腰痛等症状。还有一部分孕妇可能会出现宫外孕。相对来说，这是一个比较紧急的情况。孕中期可能会出现一些孕期并发症，如高血压、高血糖等。随着胎儿的逐渐增长，会给孕妇身体带来各方面的变化，包括心理、精神、睡眠等方面的问题。到了孕中后期，尤其是孕后期，有些孕妇可能会出现羊水方面的问题，有些人羊水多，有些人羊水少。前期血压存在问题的患者，这时可能会出现子痫的情况。部分孕妇由于腹内胎儿逐渐增大导致压迫，则会出现水肿，甚至出现心血管问题，如心悸、气短、胸闷等。这些问题有可能导致孕妇生产困难。

主持人：在这些常见产科疾病中，有哪些疾病是可以在备孕期有效预防的？

王主任：中医十分注重孕前调理。如孕早期容易出现的先兆流产和现在较高发的复发性流产等疾病，是可以进行早期预防的。中医对于复发性流产有独特的认识和治疗优势。特别是对于有过几次流产的患者或者是本身身体较弱的人，我们建议其提前用药。中医有句话叫"预培其损"，就是这个意思。另外，如气血不足的人在孕期可能会出现贫血；脾胃虚弱或胃火旺盛的人在孕期可能会呕吐得比较严重。对于以上情况，我们建议其提前进行中医药调理。经过调理既可以使患者更快怀孕，又可以减少其孕期异常情况的发生。

主持人：孕期出现哪种程度的恶心呕吐反应是需要治疗的？

王主任：孕吐是非常常见的，也是一种正常的妊娠反应。一多半孕妇在孕早期都会有不同程度的孕吐表现。孕吐并不会给身体造成特别大的危害，所以可以不必有过多的担心。加上心理上的担忧，反而会加重这种生理的刺激反应。当然，也有一部分人孕吐得比较严重，有的甚至一天吐几十次。我们将这种情况称为妊娠剧吐，此时则需要及时进行干预。因为长时间不进食，会造成体液代谢出现问题。目前来说，除非是孕妇呕吐过于剧烈，才会采用西药治疗，临床更多的还是采取补液治疗。

主持人：中医有没有什么好方法可以缓解孕期剧烈呕吐?

王主任： 中医对于轻中度孕吐治疗效果较好。孕妇可以在日常生活中用生姜、陈皮、竹茹泡水喝，来改善孕吐反应。另外，中医名方小半夏汤、橘皮竹茹汤等可以用来治疗孕吐。当然，中医讲究辨证施治，用药治疗时，必须由医生根据患者个人情况开具处方。另外，中医还有一些缓解孕吐的外治方法，包括针刺、揉按穴位等。治疗孕吐的常用穴位有足三里、内关、中脘等，其中最常用的是足三里。它是保健要穴，能治疗多种疾病，包括呕吐、腹泻、便秘等，可起到双向调节的作用。我们在临床中遇到孕吐较重的患者，可以给其针刺这些穴位，同时叮嘱她回家后多用手揉一揉、按一按这些穴位。总而言之，在生活中，我们可以采取一些比较安全的缓解呕吐的措施。若是在孕吐很严重的情况下，还是建议患者住院治疗或使用药物治疗。最终的治疗目的是保障孕妇和胎儿的健康。

主持人：可以介绍一下先兆流产这个疾病吗?

王主任： 现在人们的生育年龄发生了很大的变化。孕妇的年龄增加，随之发生先兆流产的风险也就提高了。该病的主要症状有阴道流出褐色分泌物、腹部下坠感、腹痛、腰部酸痛等。实际上，这种情况在孕早期比较常见，大多数人不需要过度担心。从西医的角度讲，这可能与早期孕酮水平低有关，患者可以补充孕酮。从中医的角度讲，我们可以根据个人情况，用一些补肾健脾的药来调整。中医在治疗先兆流产方面很有优势。比如有的患者每天都会出一点血，这可能对胎儿没有特别大的影响，但是会给孕妇造成比较大的心理压力。这时可以喝些中药，血止了，心理压力也就缓解了。

主持人：哪些原因容易导致先兆流产？

王主任： 导致该病的原因有很多。一是先天因素。中医学认为，脾肾不足，肝肾亏虚，或是有血瘀、宫寒的人，本身的体质并不适合怀孕，所以出现先兆流产的概率会比较大。西医学认为，反复流产可能与基因或免疫功能等方面有关。除先天因素外，疲劳、压力大等外在因素也会导致先兆流产。我们在临床中经常强调，如果有了流产症状，一定要注意休息，这是很关键的。因为孕早期是胚胎着床的阶段，如果此时孕妇过度劳累、焦虑，或是活动量较大，就有可能导致流产。所以，怀孕之前要注重调理，去除一些危险因素；怀孕之后要注意保胎，一旦出现先兆流产的症状，就要休息，同时配合药物治疗。

主持人：临床上有哪些保胎治疗的方式？

王主任： 从西医的角度讲，临床常用的保胎药有黄体酮、地屈孕酮等，其能提高机体内孕酮的含量，对于胎儿的发育有好处。中华民族发展繁衍几千年，中医保胎的方法有很多。中医讲究辨证论治，将保胎治疗早期的患者分为两类，一类是虚证类，另一类是实证类。大多数人认为，怀孕之后要补，这是因为有一部分人确实存在脾虚、肾虚、肝虚、心气虚、气血不足等现象，这些现象都有可能导致先兆流产。但还有一部分人是因为实证造成的，比如有些人体内有热，有瘀，还有湿气，这个时候也会造成先兆流产症状的出现。所以，热证引起的先兆流产，需要用清热药来保胎；血瘀引起的先兆流产，需要用活血药来保胎；痰湿引起的先兆流产，需要用祛湿化痰药来保胎。对于用活血药来保胎这一点，很多人不能理解，他们认为怀孕之后不能活血。其实从中医理论讲，血瘀也会造成出血，这个时候活血，把瘀滞散开，自然就不出血了。这些只是药物治疗的方法，另外针灸和穴位按摩也都是可以辅助进行保胎治疗的。

主持人：可以介绍一下复发性流产这个疾病吗？

王主任： 复发性流产是指连续 3 次或 3 次以上在妊娠 28 周之前的流产，该病发病率很高。目前还无法明确该病的发病原因。有研究表明，该病可能与免疫因素、先天染色体异常、内分泌因素、感染性因素等有关。

主持人：贫血也是妊娠期的一个常见并发症。除补充铁剂和营养物质外，中医有什么好的治疗方法呢？

王主任：大多数人在孕中晚期出现贫血，也有些孕妇在孕早期可能就会出现贫血。中医对此有一些很好的治疗方法。比如，阿胶能够补气补血，所以可以在孕期应用。但前提还是要看个人情况，如果孕妇本身贫血较轻，但火较旺，这时单纯用阿胶就不太适合了。从中医理论讲，气血生化与脾胃有关，同时与肾也有关。所以在日常生活中，我们要注意养脾胃，孕期饮食是很关键的。日常饮食中可以适当补充营养，但是不要过度补益。孕妇可以吃些坚果类的食物来补肾补血，像黑芝麻、核桃仁等，另外还可以喝山药黄芪当归粥来配合调理。中医药对于贫血引起的头晕、心慌、乏力、气短等症状有很好的改善作用。对于心脾两虚的患者，可以使用归脾汤、补中益气汤等进行调理。

主持人：中医药如何治疗孕期常出现的便秘、痔疮等疾病？

王主任：便秘是一个很常见的在孕期出现的症状，特别是在孕后期。对于此病，长时间用开塞露治疗是不行的。

所以在临床上，我们经常会给孕妇吃一些有润肠作用的中药，如滋阴润肠方、麻仁润肠方等。治疗孕期便秘的主要原则是滋阴润肠通便。长时间不排便，孕妇的腹压会增高，这不仅对其自身有影响，而且对胎儿也会有影响。对于本身气虚的患者来说，不可单纯使用泻药，此时需要用补气药来配合通便。当然，我们在孕期要适当地做一些预防措施，比如摄入富含粗纤维的食物，或者是口味偏苦的食物，或者是果仁类食物，以促进大便的排泄。另外，在饮食规律的前提下，一定要养成定时排便的习惯。

本身患有痔疮的孕妇到孕后期，痔疮会加重。很多治疗痔疮的药物中有麝香，使患者不敢轻易使用。所以，最好的方法就是不要让痔疮发作，尽量使大便通畅。如果还是出现了这些问题，使用一些中药制剂也能有一定的帮助。

主持人：对于围产期出现下肢水肿等问题，中医有没有好的解决方法？

王主任：无论是压迫性水肿，还是病理性水肿，中医都有很好的治疗方法。中医学认为，水肿的发生是因为水液代谢出现了问题。水液代谢主要是靠气的推动。所以，中医多用补气利水的方法治疗孕期水肿。利水不等于利尿，孕期水肿更不能一直用利尿剂来治疗，这样会产生其他的不良影响。中医治疗疾病的出发点是恢复自身的功能。临床上多用当归芍药散治疗水肿，同时配合使用一些具有补中益气作用的中药。中医治疗水肿还有一些理疗的方法，包括按摩、针刺等。

主持人：乳腺炎是哺乳期的一个常见疾病。中医针对这个问题，有没有好的治疗方式？

王主任：很多患者一旦出现乳腺炎，高热、局部红肿热痛等症状便十分明显。西医学认为，这是出现了炎症，一定要进行抗感染治疗。但是使用抗生素的时候，就要停止哺乳。如果病情再加重，就要进行手术切开引流治疗。这对产妇和婴儿都会产生不好的影响。中医药对于乳腺炎的治疗效果是非常好的，而且方法也比较多。乳腺炎是在哺乳期出现的乳腺炎症，多是乳汁堆积，瘀滞不通所致。中医讲"不通则痛"。中医治疗该病有很多名方，如下乳涌泉散、瓜蒌牛蒡汤等。另外，还可以使用外敷的治疗方法，比如外敷如意金黄散等药。这样内服加外用，治疗效果会更好。乳腺炎其实是可以预防的，它的主要发病原因就是乳汁不通。早期适当进行通乳，同时保持心情舒畅、饮食规律，乳腺炎的发生率会大大降低。当然，如果是特别严重的乳腺炎，该切开引流时还是要选择切开引流。

察五官辨五脏疾病，
五官与五脏的关系

闫占峰（北京中医药大学东直门医院耳鼻喉科主任）

扫码看完整视频

《黄帝内经》认为，心开窍于舌，脾开窍于口，肺开窍于鼻，肝开窍于目，肾开窍于耳。这就表明，五官的功能直接反映了五脏的健康情况，五官的一些异常变化也代表了五脏隐藏的病变。

主持人：五官与五脏之间有什么样的联系，是怎么对应的？

闫主任：五官与五脏之间有着非常密切的联系。在中医典籍中，常常把眼睛、耳朵、鼻子、口唇、舌称为五官。《黄帝内经》记载，"鼻者，肺之官也"，也就是说鼻子和肺密切相关；"目者，肝之官也"，也就是说眼睛和肝是相对应的；"口唇者，脾之官也"，也就是说口唇与脾胃之间密切联系；"舌者，心之官也"，也就是说舌头能够反映心的情况；"耳者，肾之官也"，也就是说耳朵与肾之间是有密切联系的。以上说的是五官功能的问题。另外还有一种理论，叫作"脏窍理论"，即五脏与五官之间是有开窍关系的。"窍"即为孔洞，如耳朵、鼻子上都有孔。古人便特别形象地认为，肺有一个孔洞开窍在鼻子，肾有一个孔洞开窍在耳朵。在中医理论发展的长河中，人们发现对五官进行观察能够了解五脏疾病。在诸多中医典籍中，如《望诊遵经》《临症验舌法》等，都提到官窍与脏腑之间的这种密切联系。

主持人：从舌这个器官能看出心脏的哪些问题？

闫主任：听了我前面的讲解，有的网友可能会固化地认为心和舌、目和肝等是一一对应的关系。但中医理论是灵活且包容的，是符合整体观的。中医学认为，身体是一个整体，而整体中的每一个部分又包含着整体的全部信息。这种观念也被称为全息理论。在提到官窍之间的联系、五官和五脏之间的联系时，也要应用全息理论。就像"心开窍于舌"，舌和心之间是有一个主要的对应关系，而中医所说的心和现在人们所认为的心脏又不是完全对应的。中医所说的五脏其实更多的还是代表功能性，即五脏是一部分功能的集合体。舌头的厚薄、充血程度，以及舌苔的变化，不仅反映心脏的状态，同时舌的整体又是一个小的五脏集合体。在去中医院就诊时，医生会让我们把舌头伸出来看一看，这就是舌诊。也就是说，舌体的变化和舌苔的变化不仅反映了心的问题，同时也包含了五脏的信息。单纯的一个器官，也是全息的。在舌上，最能反映心的问题的地方是舌尖。比如舌尖红、充血，一般认为可能是有心火。舌底静脉瘀阻，一般认为气血不畅。舌边、舌中、舌根这几个部位又分别与肝、脾胃、肾相对应。所以，不能单纯地把心和舌完全对等。舌是一个非常有代表性的结构。舌体的变化，是中医捕捉人体信息非常重要的一个征象。这也促使我们思考，是不是所有五官都包含了五脏的信息。通过很多专家的研究发现，的确是这样，即每一个官窍都包含了整体信息。这些官窍又是人体感知世界、获取信息的重要渠道。比如，耳朵负责听觉和平衡；眼睛负责视觉；而舌在反映心脏信息的同时，又负责了味觉和咀嚼时的触觉等。

主持人：舌苔又能反映哪些身体状况呢？

闫主任： 舌头上包含很多信息，这些信息除与舌体本身有关外，还与舌苔有很大关系。舌苔变化是很灵敏的，今天的舌苔和明天的舌苔不一样，上午的舌苔和下午的舌苔不一样。正是这种灵敏的变化，古人才用其来观察身体的信息。舌苔有薄有厚，有枯有荣，同时颜色也不一样，有的黄、有的白。整体来讲，舌苔的情况反映了人体正邪之气的变化，最主要反映的是脾胃的信息。比如，舌苔比较厚、比较黄，这个时候我们就认为它反映了胃中有积食，或是有胃火，或是肺胃热盛等。像比较特殊的地图舌，一般认为是胃气不足，导致阴虚内热的表现；也有一些人认为，这是气血瘀滞或湿热内蕴的表现。总之，舌苔的变化与身体内部疾病的发生是有一定关系的。现代研究发现，舌苔与很多身体因素有关，如遗传因素、免疫机制等。

主持人：口唇能反映哪些身体情况呢？

闫主任:《黄帝内经》认为，脾开窍于口，其华在唇。所以我们经常用口唇来评价一个人的脾胃功能。当我们看到一个人的口唇光滑润泽，状态很好时，一般认为其脾胃功能是很好的；当我们看到一个人的气色不太好，口唇也没有那么鲜红，而是比较粗糙、枯白时，一般认为其脾胃可能存在问题。有一些人的口腔唾液分泌不旺盛，或者是有口臭，这些都与脾胃有关。中医学认为，脾胃是后天之本。人的整体状态与脾胃之间的关系很大。有一些人经常口角发炎、糜烂，这也是脾胃疾病状态的一种表现。

主持人：肺与鼻子之间存在怎样的联系？

闫主任：首先，肺与鼻子之间是相通的。从中医角度讲，"肺开窍于鼻"。若肺经有热，鼻子就会堵塞，流黄色脓涕；若肺气虚寒，鼻子就会流清涕，打喷嚏。中医学认为，肺和鼻都用于呼吸。用现代解剖学知识解释可能更容易理解，从解剖角度讲，两者是相通的，它们表面的黏膜很相似且是连续的。所以，无论是中医学，还是西医学，都认为肺和鼻之间的关系是很密切的。从病理角度讲，如过敏性鼻炎是一个全身性的变态反应性疾病，只是反映在呼吸道。但其实40%左右的过敏性鼻炎患者未来会诱发哮喘。而60%～80%的哮喘患者合并有过敏性鼻炎。所以从疾病的发生角度讲，两者也有密切的关系。这也提示我们，很多疾病在早期都是表现在官窍上的。因为这些器官和外界是直接相通的，是人体获取信息的直接途径，疾病也是直接接触这些地方的。所以我们经常说，五官病是五脏病的外化，五脏病的早期表现都在五官。

主持人：肝和眼睛之间存在怎样的联系？

闫主任：从中医理论讲，眼睛是肝脏的官窍。眼睛的确能够很好地反映身体的一些情况。如眼睛充血，我们会认为肝经有热；眼球黄染，可能提示患有肝炎。这些其实均暗含了"肝开窍于目"这一理论。

主持人：吃肝脏真的可以改善近视吗？

闫主任：这种说法可能是受到中医"以形补形""肝主目""肝开窍于目"等理论的影响。古时候条件有限，但古人非常聪明，他们常把一些长得像的东西放在一起进行研究，看看这些东西是不是有同样的功能，能不能治疗同样的疾病。经现代研究证明，有一些"以形补形"是具有一定科学性的，而有一些则不太适合应用。所以，我们对于这个问题的解读，既要结合典籍的记载，同时也要把现代科学知识结合在一起。动物肝脏中的猪肝和鸡肝确实是两味中药，且均属木，可以治疗眼睛的一些疾病。现代研究发现，动物肝脏的确富含多种维生素及对身体有益的一些营养元素。所以适量服用动物肝脏，可以预防眼睛的一些疾病，比如近视等。但是如果吃了动物肝脏后觉得身体不舒服，那就不要为了对肝好而天天吃这类食物了。当然，我们不能通过吃肝脏来治疗眼科疾病。如果患了真性近视，我们还是要到正规医院做相关检查，来进行科学的预防及治疗。

主持人：耳朵和肾之间存在怎样的联系？

闫主任：我们经常说"肾开窍于耳"。其实，耳朵和肾长得很像。耳朵上有很多的穴位和经络。"耳者，宗脉之所聚也。"也就是说，耳朵上面不仅包含了肾的信息，也包含了全身的信息。比如，老年人肾脏虚损，会导致听力下降及耳聋、耳鸣等情况的发生。古人从肾脏衰老而体现在耳朵上的这些症状，联想到肾脏疾病早期也会有耳朵的一些表现，如耳聋等。当然，中医所说的肾和西医中的肾脏不一样，它是一系列功能的集合体。"肾藏精""肾主生殖""肾主骨"等，都是在描述肾的一系列功能。也就是说，人体肾系功能的损坏，早期会体现在耳朵上。

主持人：能否给我们推荐几套耳朵操呢？

闫主任：耳朵是肾之窍，与肾关系密切。我们都知道，肾脏对人体很重要，属于先天之本。肾气虚损，人体就会逐步老化。耳朵上的很多穴位能够帮助我们促进全身气血的运行。我给大家分享 3 个耳部穴位按摩方法。第一个是点按听宫穴。听宫穴在耳屏的前方。每天点按这个穴位可以帮助缓解耳聋、耳鸣、头晕等现象。在点按时，我们也可以用耳屏把耳道堵住，这样能够缓解中耳内的压力，起到鼓膜按摩的作用。每天可以做两三组，每组 10 次左右。第二个是鸣天鼓。它是古人治疗耳部疾患时常用的一种手法。先把手掌搓热；搓热以后，用手掌将耳朵捂住；然后把食指放在中指上，敲击脑后枕骨。这样我们就能听到像敲鼓的声音。这种方法也可以帮助缓解耳部的一些症状，如耳闷、耳鸣、耳痛、听力下降等。每天可以做两三组，每组 30 ~ 50 次。第三个是搓耳郭。第一个动作是提拉耳尖；第二个动作是将食指放在耳后，中指及无名指放在耳郭上，从上到下进行搓耳，将耳朵搓热。其实，耳朵里面有很多脑血管末梢，通过这种搓揉可以改善局部的气血运行。第三个动作是牵耳垂，即向下牵拉耳垂。这 3 个动作组成了最后一种手法。这种手法特别适合一些年龄比较大、气血运行不好的患者。每天做 1 组，每组 20 ~ 40 次。

心血管疾病如何防？
中西医结合有妙招

李岩（北京中医药大学东方医院心内科副主任医师）

扫码看完整视频

据《中国心血管健康与疾病报告 2021》介绍，我国心血管疾病患病率处于上升阶段，推算心血管疾病现患病人数为 3.3 亿，其中高血压患病人数为 2.45 亿，脑卒中患病人数为 1300 万，冠心病患病人数为 1139 万。心血管疾病目前已经成为我国居民的首位死亡原因。如何正确防治心血管疾病？中医在其中能够起到哪些作用？

主持人：我国目前心血管疾病的发病情况是什么样的呢？

李主任：目前，心血管疾病是威胁我国广大人民群众生命健康的首位死亡原因。心血管疾病的患病人数是非常庞大的。《中国心血管健康与疾病报告 2021》中提到，高血压的患病人数是 2.45 亿。但在我国高血压指南中显示，该病的患病人数其实比这还要高很多。在患有心血管疾病的 3.3 亿人中，大部分患者都合并有高血压。

主持人：高血压的诱发因素有哪些？

李主任：高血压没有一个明确的病因。我们把可能导致高血压的一些因素称为危险因素。这些危险因素可分为两大类。第一类是不可改变的危险因素。比如年龄、性别、家族史等。就年龄而言，年龄越大，越容易患高血压。就性别而言，男性相对来说更容易患高血压，而女性在绝经之后，由于内分泌调节机制的紊乱，其高血压的发病率是逐渐上升的。还有一个重要的不可改变的因素是家族史。如果父母一方患有高血压，那么子女患高血压的概率相比普通人群来说可能要高 1.5～2 倍；如果父母均为高血压患者，那么子女患高血压的概率相比普通人群来说可能要高 3～5 倍。第二类是可改变的危险因素，比如吸烟、酗酒、肥胖等。研究发现，体重指数在 26 以上，高血压的患病率就会随着体重的增加而升高。另外，高盐高脂饮食也是导致血压升高的一个危险因素。现在很多年轻人也患有高血压。通过调查发现，这些年轻人中很多都有熬夜、精神紧张、压力大，以及不爱运动的情况。这些情况导致其身体代谢能力下降，再加上某些危险因素综合发挥作用，最后导致容易患有高血压。所以，大家应该更加注意这些可以改变的危险因素。

主持人：古代中医典籍中有没有关于高血压的记载？

李主任：古代中医典籍中没有记载高血压这一病名，而且古代也没有测量血压的工具。但是我们将高血压患者所表现出的症状进行归纳，并把这些症状放到中医古代典籍中看，发现这些症状确实是有记载的。所以，我们认为古代中医对这些症状的治疗其实也是对高血压进行治疗。

另外，通过临床观察和基础研究发现，很多中药，不管是复方还是单味药都有很好的帮助控制血压的作用。其中，一部分药可以直接使血压降低，还有一部分药可以通过改善症状，使血压慢慢恢复正常。

主持人：如何预防高血压？

李主任：针对高血压，我们希望做到一级预防。一级预防就是在有明确的心血管疾病之前，就把血压控制好，把与高血压相关的危险因素控制好。其实，中医在古代就已经把一级预防说得很清楚了。中医学认为，要适寒暑、避风寒，也就是说我们要适应季节，天冷的时候多穿衣，天热的时候少穿衣，这样可以减少外界对人体的影响。中医学还认为调节饮食、按时作息、适当运动，也可以预防高血压。另外，中医学强调要调畅情志。现在，人们的生活压力比较大，经常会出现焦虑、紧张等情绪，这些情绪也都是容易导致高血压的因素。心脏主要有两方面作用，包括"心主血脉""心主神明"。中医学认为，心脏能主导人的情绪及思维。《黄帝内经》曰："心者，五脏六腑之大主也。"如果心脏功能正常，那么全身状况就会很好；如果心脏出现了问题，则所有脏腑都会随之出现问题。西医学也发现，心脏一旦出现很严重的功能障碍之后，机体的整体状况也会变差。

主持人：针对高血压，中医和西医分别是怎样治疗的？

李主任：目前，我们认为血压应该保持在收缩压110～120mmHg，舒张压70～80mmHg。在静息状态下测量，而且要非同日测量两次以上，数值都高于140/90mmHg时，才能诊断为高血压。如果血压超过140/90mmHg，同时又合并了一些危险因素，西医就会给高血压进行分级。血压的分级越高，风险相对也就越高。比较高的血压，就应该积极使用降压药了。那么究竟哪些患者适合使用中药进行治疗呢？我认为主要有两大类。第一类是有明显症状的血压分级不高的高血压患者。高血压有非常多的症状，比如头晕。在排除其他导致头晕的疾病后，确定此症状是由于血压升高导致时，就可以在控制生活方式的基础上，运用一些中医药进行调理，往往有很好的效果。第二类是高血压合并其他多种疾病的患者。这个时候，患者的症状会很复杂，高血压可能不是主要矛盾，但血压控制不好，会让其他疾病也随之加重。在控制这些疾病导致的症状方面，中医药的优势也就显现出来了。无论是西医治疗还是中医治疗，我还是建议大家一定要勤测血压。

主持人：夏天，很多高血压患者的血压会降低，此时是否可以适当减药，或者改用中药治疗呢？

李主任：我认为要根据不同的情况，采取不同的手段。

中药可以改善症状，有一定的控制血压的作用。使用中药的时候，尤其是中药和西药一起使用的时候，我们要注意血压的监测。如果在夏天，血压已经降到比较低的一个水平，首先要判断是偶尔一次低，还是这一段时间一直很低。偶尔一次的血压降低或偶尔一次的血压升高，一般来说问题都不太大。但是如果因为长时间的血压降低，而导致出现不适症状时，就应该逐渐减少药量。减药或停药后，一定要观察一段时间。如果患者其他不适症状消失了，同时血压维持在一个很好的水平，那么这个时候就不必吃中药了。但是如果减药之后血压又开始波动，患者每天都感觉不舒服，那么这个时候就需要进行中药干预。所以，并不是每个人都应该吃中药，中医的特点是辨证论治。

主持人：如何诊断冠心病？

李主任：冠心病诊断的金标准是检查血管的狭窄程度，当冠状动脉的狭窄程度大于50％时，就可以诊断为冠心病。冠心病最常见的症状是心绞痛。心绞痛在疼痛的部位、性质、持续时间、诱发及缓解方式等方面都有十分典型的特点。医生根据这些特点就可以进行较明确的判断。但是对于现代医疗来说，检查是非常必要的。我们通过检查可以发现一些指标的异常、病理的改变，进而可以做出更为明确的诊断。

主持人：冠心病的诱发因素有哪些？

李主任：高血压的危险因素基本上也是冠心病的危险因素。不可改变的危险因素包括年龄、性别、家族史。有心血管疾病家族史的人患冠心病的概率就会比较大。可改变的危险因素包括吸烟、酗酒、高盐高脂饮食、肥胖、熬夜、精神紧张等。值得一提的是，冠心病还与性格有关。争强好胜，凡事追求完美的人相对来说患冠心病的概率会更大一些。另外，还有一些与冠心病相关的疾病，比如高血压、糖尿病、高脂血症等，患这些疾病的人出现冠心病的概率也会增加。确诊冠心病之后，如果控制得不好，还容易出现反复的心绞痛，甚至发展为心肌梗死、心力衰竭等。所以，对于这些危险因素的控制是非常重要的。

主持人：中医是如何认识冠心病的？

李主任：中医根据症状，将冠心病归为"胸痹""心痛""真心痛"的范畴。中医学认为，冠心病的主要症状就是胸痛，除胸痛外，患者可能还会有胸闷、憋气的表现。即使在医疗技术已经非常发达的今天，我们一提到心肌梗死仍然觉得特别恐惧。古代中医对于此病的描述是"旦发夕死，夕发旦死""胸痛彻背，背痛彻心"。从以上描述来看，古代中医对于冠心病的认识是十分清晰的。也正是因为如此，很多经典处方、经典治疗思路，一直沿用至今。

主持人：在冠心病的治疗过程中，中医能起到哪些关键性的作用？

　　李主任：值得肯定的是，中医能够改善冠心病患者的症状。但是对于使已经变狭窄的血管变粗，至少从目前来说，我们还没有明确证据能证明这点。西医通过介入治疗，即在血管内放入支架使管腔增粗或做冠状动脉旁路移植，则能直接起到立竿见影的效果。虽然没有明确的证据证明中医药能够疏通血管，但是吃了中药之后，患者的症状确实有明显改善。有研究发现，有些介入治疗术后患者的症状并没有得到完全缓解，有些患者还是会有乏力、胸闷等表现。此时通过中药调理，同时配合良好的生活方式，就可以起到明显的改善症状的作用，从而提高患者生活质量，甚至能让再狭窄概率降低。

视网膜血管病的中医诊疗

谢立科（中国中医科学院眼科医院副院长）

扫码看完整视频

视网膜血管病变可造成视力下降，视网膜出血、渗出及水肿等症状和体征，发病后需要及时干预、及时治疗，以避免出现更严重的后果。视网膜血管病好发于哪些人群？患病后会产生哪些不良影响？

主持人：我国视网膜血管病的发病现状和发展趋势是怎样的？

谢院长：视网膜血管病是眼科眼底病中一类非常重要的疾病。它包括糖尿病视网膜病变、视网膜静脉阻塞、视网膜动脉阻塞、肾性视网膜病变等一系列与血管有关的眼底病。随着生活质量的提高，糖尿病、高血压、高脂血症等疾病的患病人数越来越多。正是由于这些因素，加上生活方式等方面的改变，导致视网膜血管病的发病率逐年升高，特别是糖尿病视网膜病变和视网膜静脉阻塞。目前，糖尿病视网膜病变在全国人口中的发病率约为 3.2%；视网膜静脉阻塞在人群中的发病率为 0.5%～1.6%。这两种疾病的发病率看似不是很高，但是中国有 14 亿人口，所以整个患者群体特别庞大。视网膜动脉阻塞的发病率相对低一些，为 0.0017%～0.0053%。虽然该病的发病率低，但危害性特别大。视网膜动脉阻塞患者如果没有得到及时有效的治疗，往往会发展为失明。另外，肾性视网膜病变、高血压性视网膜病变在临床上也较为常见。

主持人：视网膜血管病主要包括哪些类型？

谢院长：眼睛是视觉器官。人们所得到85%以上的信息均来自视觉器官。若患视网膜血管病，就会对视力、视野产生影响，甚至会导致失明，所以该病的危害性特别大。视网膜血管病主要包括糖尿病视网膜病变和视网膜血管阻塞。顾名思义，糖尿病视网膜病变与糖尿病这一基础疾病的关系密切。目前，糖尿病的发病率非常高。糖尿病又分为1型糖尿病、2型糖尿病、妊娠糖尿病等。其中，最为多见的是2型糖尿病。如果是患病5年以上的2型糖尿病患者，那么其发生视网膜病变的可能性为5%～10%；如果是患病10年以上的2型糖尿病患者，那么其发生视网膜病变的可能性就上升到了69%～90%；如果是患病15年以上的2型糖尿病患者，那么其发生视网膜病变的可能性就达到了95%以上。这组数据可以说明，糖尿病患者患病时间越长，对眼底血管的影响就越大，视网膜病变的发生率也就越高。视网膜血管病的典型症状是视物模糊。糖尿病视网膜病变也是一样，随着患者病情的逐渐加重，其所伴有的视物模糊症状也会逐渐加重，最终甚至会出现失明。目前根据临床统计，每年有20%～25%的新增失明患者是糖尿病视网膜病变导致的。视网膜血管阻塞包括视网膜静脉阻塞和视网膜动脉阻塞。视网膜静脉阻塞与一些基础疾病有关，如患有糖尿病、高血压、高脂血症等疾病的人发生视网膜静脉阻塞的可能性较大。视网膜静脉阻塞在中老年人群中的发病率更高。它的主要表现也是视物模糊。如果出血比较多，患者甚至会突然失明。视网膜动脉阻塞的发病率不高，但危害性特别大。

主持人：以上几种视网膜血管病的发病原因有哪些？

谢院长：这 3 种疾病的全身和局部的发病原因也不是完全一样的。但这 3 种疾病都有视物模糊，或者视野受影响，或者眼前有黑影飘动的表现。这些症状可能均是早期眼底出血所致。

糖尿病视网膜病变发生的原因是血糖升高。糖尿病容易影响小血管，而眼底视网膜上的血管属于终末血管，所以特别容易受糖尿病的损害。糖尿病视网膜病变的局部发病原因是血管内皮细胞、周细胞损害，以及微循环障碍。随着糖尿病视网膜病变的发展，患者视物模糊的程度也由轻变重，最终可能发展为失明。

视网膜静脉阻塞的发病原因除全身因素外还有局部因素，包括血栓形成、血管功能改变等。该病包括两大类，一类叫作中央静脉阻塞，另一类叫作分支静脉阻塞。中央

视网膜血管病的中医诊疗

静脉阻塞影响眼底的范围更加广泛，因为发生病变的血管是中央支。眼底血管分为颞上、颞下、鼻上、鼻下4个分支。分支静脉阻塞就是其中的某一支静脉出现了问题。但是，无论是中央静脉阻塞还是分支静脉阻塞，如果没有得到及时有效的治疗，发展结果均是影响黄斑微循环、视网膜缺血、新生血管生成，最终导致黄斑水肿、新生血管性青光眼，终至失明。

一旦发生视网膜动脉阻塞，患者就会有失明的风险。有研究显示，有些患者患视网膜动脉阻塞后，5年内可能发生脑卒中或者心肌梗死。因为该病与脑卒中、心肌梗死一样，均属于血栓栓塞性疾病。其发病原因还包括动脉痉挛、动脉炎症改变等，这些原因也会导致血流中断或血流不畅。一旦血流中断，特别是中断4小时以上，那么眼底视细胞便不可再恢复了。故视网膜动脉阻塞的危害性特别大。视网膜动脉阻塞的一个典型表现是患者可以明确地告诉医生自己开始看不清的具体时间。所以，一旦出现视物突然模糊的症状，请立即就诊。在4小时以内进行治疗，患者可恢复一定程度的视力。早期治疗对防止失明、保护视功能很有好处。

主持人：如何治疗视网膜血管病？

谢院长：如果患者眼底出血比较多，甚至存在视网膜脱离，就应该及时选择手术治疗。但是大部分情况下，是不需要行手术治疗的。特别是早期患者，可以采用药物治疗。对于糖尿病视网膜病变的患者，我们建议其控制血糖，且强调血糖稳定的重要性。血糖的相对稳定，对于预防糖尿病视网膜病变和延缓其发展都特别有好处。随着病情发展，糖尿病视网膜病变患者的视网膜上会产生一些增殖膜或新生血管，同时伴发黄斑水肿。这个时候，我们建议其选择激光治疗，或者是在眼球内部注射抗 VEGF 药。若病情进一步发展，则会引起视网膜脱离或者广泛增殖，此时就应该选择手术治疗了。视网膜静脉阻塞的患者如果出血不是很多，可以行物理治疗，当然也建议选择中医药治疗。对于出现黄斑水肿、视网膜新生血管的视网膜静脉阻塞患者，可以采取在玻璃体内注射抗 VEGF 药或者激素类药物的治疗方式。如果视网膜上出现毛细血管闭塞，就应该及时选择激光治疗。

主持人：中医在治疗视网膜血管病方面能起到什么样的作用呢？

谢院长：中医已经有几千年的发展历史，在视网膜血管病的治疗上积累了非常丰富的经验。中医将视力突然下降这种表现称为"暴盲"；将视物模糊这种表现称为"视瞻昏渺"；将眼前有黑影飘动这种表现称为"云雾移睛"。中医在治疗此类疾病方面也随着整体科技的进步而不断向前发展。对于视网膜静脉阻塞，中医学认为其发病原因是有形之邪，其发病机制是血络受损。在临床上对于此病，我院采用祛积通络方进行治疗，效果良好。近年来的研究显示，用中药配合抗 VEGF 药物进行治疗，可明显减少注射次数，而且会使眼底出血和水肿尽快得到吸收，同时还有利于缓解全身的不适症状。我和我的团队最近几年在研究超过 12 小时的视网膜动脉阻塞患者的治疗。我们发现，使用包括前房穿刺术、口服具有祛瘀通络活血作用的中药、静脉滴注具有改善微循环作用的药物，以及针灸治疗等综合治疗措施，可以明显降低视网膜动脉阻塞患者的失明率，突破了以往认为视网膜动脉阻塞 6 小时内治疗才有效的时间窗。对于糖尿病视网膜病变，预防糖尿病的发生特别重要。所以大家一定要控制饮食、加强锻炼，并且要定期体检，监测血糖。糖尿病视网膜病变早期病机为阴虚，中期病机为气阴两虚，后期病机往往发展为阴阳两虚，且整个疾病过程都夹有血瘀。中医的特点是整体观念和辨证论治。把这种理念贯彻到疾病的治疗过程之中，就会产生非常好的效果。另外，中医外治技术，如局部离子导入、局部点穴治疗等都对该病具有较好的治疗效果。

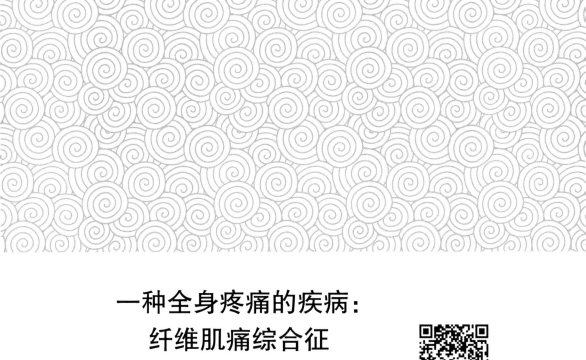

一种全身疼痛的疾病：纤维肌痛综合征

扫码看完整视频

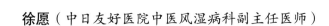

徐愿（中日友好医院中医风湿病科副主任医师）

纤维肌痛综合征是一种以广泛性骨骼肌肉疼痛、疲乏和睡眠障碍为主要症状的风湿免疫疾病。虽然纤维肌痛综合征不会危及生命，但大多数患者随着时间的延长，症状会逐渐加重，只有部分患者的疼痛症状能够得到改善。纤维肌痛综合征怎样与其他引发全身肌肉痛的疾病相鉴别？中医有哪些独特的治疗方法？

主持人：什么是纤维肌痛综合征？

徐主任： 纤维肌痛综合征的主要临床表现是全身疼痛。这种疼痛的性质是弥漫性的，全身各个部位都能感觉到疼痛，而且痛感非常强烈。除疼痛外，本病患者还会出现乏力症状，且这种乏力不能因休息而缓解。另外，纤维肌痛综合征患者还会有睡眠不佳的临床表现。有的人是不易入睡，有的人是睡眠时间短，还有的人是睡眠质量差，时睡时醒。这些临床表现会使患者伴有焦虑、抑郁等情绪，有些人还会出现记忆力减退、注意力不集中等。本病的患病率很高，据统计为2%～8%。

主持人：其他风湿免疫疾病的患者也会有疼痛的表现，该如何对此病和其他疾病进行鉴别呢？

徐主任：临床上对于此病的鉴别是非常重要的。纤维肌痛综合征最常见的是与关节炎相鉴别。因为关节炎，如类风湿关节炎、骨关节炎等也会有疼痛的临床表现。关节炎合并纤维肌痛综合征的比例为10%～20%。但关节炎疼痛的发生部位是关节处，而纤维肌痛综合征的特点是全身肌肉疼痛。另外，本病还会合并很多其他表现，但关节炎通常不伴有这些症状，所以两者很好鉴别。除关节炎外，本病还需要与劳损之后出现的腰背痛相鉴别。因为，纤维肌痛综合征患者的背部疼痛也十分明显，通常会被大家误以为是劳损所致。但两者之间还是有不同之处的。第一，劳损性疼痛的疼痛部位比较固定，而本病是全身性疼痛，且呈游走性。第二，劳损性疼痛经休息可缓解，但本病的特点是越睡越痛，因为血液循环不好会使疼痛加重。本病还需要与焦虑症、抑郁症相鉴别。本病患者通常是先感到疼痛，后出现焦虑、抑郁等不良情绪。这可能是因为患者终日无法活动导致不良情绪产生。从疾病角度讲，因纤维肌痛综合征的发作，患者的周围神经系统与中枢神经系统之间的传导会出现问题。所以，本病不仅会损伤痛觉神经，也可能将控制情感的神经一并损伤了。而焦虑症、抑郁症患者的初始症状通常就是焦虑、抑郁等不良情绪。另外，焦虑症、抑郁症患者即使出现疼痛（一般时发时止），也可能因为情绪状态不好，而忽略这种疼痛感。但本病患者会一直为疼痛所扰。

主持人：纤维肌痛综合征患者应该做哪些检查？

徐主任：本病没有特异性检查，它属于一组症候群。有一部分人认为，没有指标改变就表示没有患病。但实际上这是一个误区。因为患者的痛苦就摆在那里。近来有些研究发现，纤维肌痛综合征患者的头颅核磁共振检查可能存在异常，但这种检查方式还在摸索阶段，没有真正应用于临床。

主持人：纤维肌痛综合征是否具有遗传倾向？

徐主任：有相关文献报道，本病因遗传因素而导致患病的概率比普通人高 4 倍。但是到目前为止，我在临床中还没有见到患者说其家人也患有这个疾病。所以，本病是否具有遗传性还有待研究。

主持人：本病的高危人群有哪些？

徐主任：我曾经对临床治疗过的纤维肌痛综合征患者做过一个研究。结果表明，女性患本病的人数更多。在我治疗的纤维肌痛综合征患者中，80% 是女性，20% 是男性。此外，本病患者的年龄大部分在 30 岁以上。从知识结构、经济条件方面我们也做了相应的分析，发现文化程度低、经济条件差的人更容易患本病。我认为这可能是因为他们过度劳累，同时在生活中不太注意保养，生活条件较差。总体来说，纤维肌痛综合征发病人群的特点为女性、高龄、文化程度低、经济条件差。

主持人：西医是如何治疗纤维肌痛综合征的？

徐主任： 目前对于此病，西医以药物治疗为主。能够被批准用于临床治疗本病的药物有两种，第一种是盐酸度洛西汀，第二种是普瑞巴林。我们认为，纤维肌痛综合征属于中枢敏化。中枢敏化是指对疼痛过度敏感、对寒冷过度敏感等。所以，把神经系统的相应传递阻断，患者的感受就会得到恢复。但是，药物治疗的实际临床疗效并不是很满意，特别是远期疗效。有的患者服药后可能近期效果比较好，但是时间长了，慢慢出现耐药反应，效果就变差了。这在临床中十分常见。

主持人：中医是如何治疗纤维肌痛综合征的？

徐主任： 中医治疗本病也处于摸索阶段。纤维肌痛综合征属于风湿病。中医学认为，风湿病的治法是祛风散寒除湿，活血通络。这种治法对绝大部分风湿病是有效的，比如类风湿关节炎、骨关节炎、强直性脊柱炎等，但对此病无效。中医讲"痛则不通"。原来我们认为本病是外邪所致，但经临床观察发现本病的病因是肝血不足，肝气不舒，气机阻滞，血行不畅，不通则痛。另外，本病患者的体质大概分为两类。第一类是肝肾亏虚型。此类患者肝血不足，脉弦细弱，平素多焦虑、忧愁。第二类是肝气偏旺型。此类患者平素多急躁，遇事容易生气，且脉象弦而有力。本病病位在肝，多数患者以虚为主，少数患者以实为主。所以，调肝为本病最根本的治疗方法。何为调肝？首先要养肝，其次要疏肝，另外还要活血。其实，治疗本病还涉及很多其他方面的内容。比如肝病会传脾胃，见肝之病当先实脾。很多纤维肌痛综合征患者的胃肠道功能不好，这个时候就要补益脾胃。肝肾同源，肝不足，则肾不足。肝肾不足的患者可能会表现出潮热、盗汗、畏寒等症状，这个时候就要补益肝肾。心主血脉，肝血不足后，心脏也会感觉不舒服。所以，我们在治疗本病的时候，重点是治肝，同时还要治疗受肝影响的脏腑。另外，肝主情志，疏肝则情志也会变好。若本病患者感受外邪，则在调肝基础上加祛风、散寒、除湿类药物。

主持人：能否介绍几个令您印象深刻的纤维肌痛综合征的临床案例？

徐主任：我曾经治疗过这样一位患者，不知道什么原因，突然就痛到无法走路，同时还很怕冷。在排除其他疾病后，我认为他患的是纤维肌痛综合征。因为药物存在不良反应，再加上他的经济状况比较差，所以我先给他开了两周的药。两周后，他到门诊复诊时是坐着轮椅来的，一点路都走不了。但是大概过了 1 个月，他又来找我复诊，我发现他已经不需要坐轮椅了。他还告诉我，今天还去参观了天安门。在临床上，有的患者吃两周药就会得到缓解，但这种情况比较少见。多数患者用药 1 个月后开始起效，3 个月左右，效果会比较好。关于此病的治疗，我们认为应该先祛邪，后扶正。治疗的前 3 个月，用药以祛邪为主；治疗的第 3 ～ 6 个月，用药以扶正为主。6 个月以后，患者病情稳定，就可以停药了。大部分人在停药之后，便不会复发。但也有少部分人不能停药，因为停药之后还会复发。此类患者多为病程长、病情重。另外，心情也是很重要的一个因素。我的一位女性患者家庭氛围不是太好。她到处看病，却一直看不好，也不知道自己究竟患了什么病。因为这个原因，家人觉得她在装病。她来到门诊就诊时已经严重到无法工作的程度。我判断她患的是纤维肌痛综合征，并叮嘱其家属要全力配合，为她营造一个良好的治病环境。等到复诊时，她已经完全不痛了，也不再需要吃药了。

主持人：纤维肌痛综合征患者在日常生活起居方面应该怎样做？

徐主任：如打太极拳、练气功、冥想、按摩、泡温泉等对缓解疼痛也很有效果，但治标不治本。纤维肌痛综合征患者需要适度运动，但一定不要做超出自己的能力范围的事，比如过度运动。另外，本病患者要保持心情舒畅。在饮食方面，我们不建议患者吃辛辣寒凉的食物。如果是肝肾不足体质的纤维肌痛综合征患者，一定要避免受凉。

认识中医四诊，走出"给我号脉，看我有什么病"的误区

李光宇（中国中医科学院望京医院风湿病科副主任医师）

扫码看完整视频

在中医门诊中经常会见到这样一个场景，患者就诊的第一件事就是把胳膊伸出来，对医生说，"医生，先给我号脉，看我有什么问题"。其实，中医诊病讲究的是望、闻、问、切四诊合参，而脉诊只是其中的一种方法。中医临床诊治疾病只依靠脉诊是远远不够的。这也是大众普遍存在的一个误区。什么是中医四诊？

主持人：请您先为我们讲几个关于中医四诊的小故事，让网友们更了解望、闻、问、切四种诊疗方法。

李主任：我国古代名医扁鹊在几千年前提出望、闻、问、切四种诊疗方法。我给大家讲两个有关扁鹊通过望诊和脉诊诊病的小故事。第一个故事是《扁鹊见蔡桓公》。有一天，扁鹊觐见蔡桓公。他站在台下看了蔡桓公一会儿，说："大王，您有小病在皮肤的纹理之中，如果不及时治疗，疾病可能会进一步加重。"蔡桓公很不高兴，对扁鹊说："我没有病。"扁鹊离开之后。蔡桓公和手下的人说："医生就是喜欢给没病的人看病，以此显示自己的医术很高明。"几天后，扁鹊再次见到蔡桓公，对蔡桓公说："您的病已经到了肌肉之中，如果不及时治疗，可能会进一步加重。"蔡桓公没有理睬他。扁鹊第三次见到蔡桓公时，又对他说："您的病已经到了肠胃之中，如果不及时治疗，可能会进一步加重。"蔡桓公还是没有理睬他。当扁鹊第四次见到蔡桓公时，远远地望了他一眼，转身就跑走了，什么话也没有说。蔡桓公很是不解，便派人问扁鹊为什么不说话就跑开了。扁鹊回答道："如果疾病在皮肤的纹理之间，可以用热水熨贴的方法治疗。如果疾病在肌肉之间，可以用针灸或者砭石的方法治疗。如果疾病进入胃肠之中，可以通过服用中药来治疗。但是，如果疾病进入骨髓之中，便没有办法医治了。现在，大王的病已经到了骨髓之中，我也无能为力了。"果然，几天后蔡桓公患了重病。这个时候，他再派人去找扁鹊，发现扁鹊已经离开了。不久，蔡桓公便不治而死。这个故事讲的是扁鹊通过望诊来诊病。第二个故事讲的是扁鹊通过脉诊来诊病。晋国有位大臣叫赵简子。他因为工作辛劳患了重病，已经昏迷五天五夜。他的家人找了很多医生给他诊治都无济于事。恰逢扁鹊游历至晋国，他的家人立刻请扁鹊到家里。扁鹊在给赵简子诊脉之后，对他的家人说："患者只是血脉不通，不是什么大病。你们不用着急，过不了几天他一定会醒过来的。"两天后，赵简子果然苏醒过来。这两个小故事体现了望诊和脉诊的神奇之处。其实，扁鹊将中医四诊称为望色、听声、写影和切脉，后来随着中医的不断发展与完善，最终形成了现在的望、闻、问、切四种诊法。

主持人：望诊需要关注哪些细节呢？

李主任： 古人言，"望而知之谓之神"。望诊在中医四诊中排在首位，可见其是非常重要的。我们通过望诊中的"望"字可以知道这种诊疗方式需要用眼睛看。一般来说，我们要看患者的面色、五官、体态，以及病变部位。如果在皮肤科，医生会更关注患者的皮疹情况。如果在儿科，对于三岁以下的儿童，医生还会望其指纹。也就是说，凡是用眼睛能看到的，都属于望诊的范畴。实际上，当患者走进诊室的那一刻，医生的望诊就已经开始了。以风湿科门诊为例，如果患者因为脚痛，一瘸一拐地进来，则多半是痛风发作；如果患者是一个弯腰驼背的中年男性，那么他患强直性脊柱炎的概率就非常大；如果患者双手变形得特别厉害，多半是患有类风湿关节炎。所以，我们通过望诊，就可以给患者做一个初步的诊断。举一个关于望诊的例子。一位关节炎患者，因为很多部位的关节疼痛，所以全身常年贴满膏药。有一次他来复诊时对我说："李医生，我应该是对膏药过敏了，身上又痛又痒。"我让他把衣服掀开，通过望诊，我认为他没有过敏，而是患了带状疱疹。因为，如果是对膏药过敏，红斑或水疱的位置、形状应该与贴膏药的位置和膏药的形状一模一样。但这位患者的皮疹是散在的，并不都长在贴膏药的位置，且除左腿外，其他的地方并没有长皮疹。我建议他去皮肤科看一看，果然患的是带状疱疹。通过这个例子可以发现，如果没有进行详细的望诊，很有可能出现漏诊或误诊。所以，望诊在临床上是非常重要的。

主持人：一些女性患者比较爱美。她们到医院就诊之前，可能会化妆。这对医生的望诊有影响吗?

李主任：化妆对于望诊来说，影响是很大的。因为面色、五官、指甲都是望诊的内容。比如，一位面色苍白的患者来就诊，中医医生多会将其辨证为气血两虚；一位面色萎黄的患者来就诊，中医医生多会将其辨证为脾虚或夹湿。如果患者化浓妆来就诊，医生看不清其本来的面色，有些重要信息就会被掩盖。所以，大家在看中医之前，尽量不要化妆。除化妆外，还有两点注意事项。第一点是不要刮舌苔。有些人觉得自己的舌苔特别厚，不刮的话嘴里很黏、不舒服，所以养成了刷牙之后刮舌苔的习惯。但是，舌苔也是望诊的重要内容之一。刮掉舌苔相当于人为地改变了舌苔的厚薄和颜色。这样做很容易使望诊结果不准确，进一步则会影响后续治疗。第二点是就诊前最好不要吃东西。喝牛奶或嗑瓜子会让舌苔在短时间内变得又白又厚，吃橘子、红心火龙果或巧克力则会让舌苔变颜色。这些都会在望诊时干扰医生的判断。

主持人：闻诊需要关注哪些细节呢？

李主任：闻诊中的"闻"包含两层含义，一是用鼻子闻，二是用耳朵听。所以，闻诊既包括听声音，又包括嗅气味。听声音就是指听患者发出的各种声音，如说话的声音、呼吸的声音，或者是咳嗽、喘促、呕吐的声音等，并根据音量的大小、声调的高低等辅助诊断。嗅气味主要是指嗅患者发出的各种气味，如排泄物的气味、体味等。

主持人：无论是中医，还是西医，都有问诊这个环节。两者有什么区别吗？

李主任：问诊其实就是医生与患者之间的沟通过程。所以，无论是中医，还是西医，都需要通过详细的问诊来了解病情。我认为，两者的区别可能在于中医更关注整体。中医问诊包含了许多中医特色。以头痛为例，西医可能会更关注头痛是属于功能性的还是属于器质性的，并通过影像学检查来判断。中医可能会更关注以下几个方面。医生会问患者头痛的具体位置。因为中医理论认为，头部的不同位置是不同经络的循行之处。比如，前额为阳明经所过之处，所以前额痛又被称为阳明头痛；头部两侧是少阳经所过之处，所以头部两侧疼痛又被称为少阳头痛；头部后侧是太阳经所过之处，所以后头痛又被称为太阳头痛；头顶是厥阴经循行之处，所以颠顶痛又被称为厥阴头痛。之所以中医将头痛部位分得如此之细，是因为药物治疗时可以选择不同的引经药，或者针灸治疗时，可以根据不同的位置选择不同经络上的穴位。另外，中医医生还会关注患者头痛的性质。如果是头部胀痛，则多辨证为肝阳头痛；如果是针刺样疼痛，则多辨证为瘀血头痛；如果是头痛昏重，则多辨证为痰浊头痛；如果是头痛隐隐，则多辨证为虚证头痛。经过详细辨证，则可以进行个性化治疗。这也是中医的魅力之处。

主持人：切诊需要关注哪些细节呢？真的如某些电视剧演的那样，医生诊一下脉，就可以知道女性是否怀孕了吗？

李主任： 实际上，切诊包括按诊和脉诊。按诊是指医生用手来给患者做检查，而脉诊才是我们常说的号脉。在过去，诊脉并不是只诊寸口脉。中医诊脉，讲究"三部九候"。古人将身体分为上（头部）、中（手部）、下（足部）三部，每部各分为天、地、人三候，共九候。这种脉诊方法虽然特别详细全面，但是在实际临床操作中非常烦琐。所以随着中医的发展，简化为现在的切寸口脉。我们可以通过脉象来判断疾病的性质。至于通过诊脉可以判断女性是否怀孕，也是有一定科学依据的。《黄帝内经》记载："妇人手少阴脉动甚者，妊子也。"中医理论认为，女性怀孕之后，全身的气血会下注胞宫以养胎。这种情况就会出现脉象滑利的现象。所以，有经验的中医医生能够根据这种脉象的改变，来判断女性是否怀孕。

主持人：临床上，医生是如何运用中医四诊的？

李主任：现在很多影视剧呈现的中医诊病都是医生不与患者交流，只是安静诊脉，然后默默写下一张药方。这其实是不正确的。时间久了，就会给大家造成一种误解，认为中医诊病只依靠号脉。但实际上，脉诊只是中医四诊的一部分。据统计，现在人类已知的疾病已达到上万种，并且还在不断增加。而据李时珍《濒湖脉学》记载，人类共有27种脉象，后世医家又将其扩展为28种。用二十几种脉象来评估上万种疾病，这显然是不全面的。当然，有经验的医生可以通过脉诊诊断出很多种疾病，但是如果想要更详细、更全面地判断、评估患者所患疾病，还是需要四诊合参。几年前，我在门诊遇见过一位患者，他给我留下了深刻的印象。这是一位来门诊复查的60岁左右的类风湿关节炎患者。做完检查后，我问了他几个常规问题，如关节还痛不痛，晨僵的情况是否有所好转，除了这些症状还有没有其他不舒服的地方等。这位患者对我说，其他的方面还好，就是感觉最近1个月，脸肿得很严重，而且只有脸肿了，身体其他部位都没有出现水肿，体重还减轻了几斤。听到这里，我隐隐感觉不太对。根据经验，我检查了他的手部，发现其手指有杵状指的变化，也就是手指末端稍微有一点膨大。接着我又问他平时是否抽烟。他说他已经抽 30 多年的烟了。通过交流，我听到他说话的声音稍微有点沙哑。我将这些信息总结到一起后，认为他的这些表现提示着他的肺里可能有占位性病变。于是，我建议他做胸部 CT 检查，结果提示，确实有肺部占位性病变。我及时将这位患者转诊到肿瘤科进行进一步的治疗。举这个例子就是想说明，有经验的医生通过中医四诊进行全面分析，是可以做出诊断的。这也再次证明了中医四诊合参的重要性。

主持人：有报道称，观察舌苔和指甲纹路，就能诊断疾病，这种说法有科学依据吗？

李主任：我认为，通过观察舌苔来判断疾病是有一定科学依据的。因为中医理论认为，人的各个脏腑都通过经络与舌头相联系，所以脏腑病变有时会通过舌质和舌苔表现出来。正常人的舌头应该是淡红舌，薄白苔，透过舌苔可以看到舌质的颜色。在风湿科门诊中，有两种舌象特别常见。第一种常见舌象是舌体特别胖大。因为舌体太胖了，导致舌的两边受牙齿压迫。舌头一伸出来，两边就会看见被牙齿压迫而出现的痕迹。中医把这种舌象叫作齿痕舌。中医学认为，有这种舌象的人多脾气虚或者夹有湿气。有齿痕舌的人首先要戒掉冷饮。因为寒凉的食物会影响脾胃运化功能。中医学认为，脾的功能之一就是代谢人体内的水湿。如果脾胃功能受到影响，湿气代谢不出去，时间长了，人体就会出现疲乏无力、头晕、食欲差、大便黏等现象。齿痕舌患者可以吃如山药、玉米、冬瓜等具有健脾利湿作用的食物。第二种常见舌象是舌质红，苔黄厚。中医学认为，有这种舌象的患者体内湿热特别重。在风湿科门诊中，痛风患者常见此种舌象。在治疗时，我多会配合清热利湿类中药，使其关节症状能够尽快缓解。另外，有人认为指甲上出现横纹可能代表身体患有某些疾病。其实，这种指甲横纹通常代表两种情况，一是正常生理现象，二是可能提示存在营养不良。但是，如果在有横纹的同时，指甲又出现增厚，或者颜色改变，或者掉屑等情况，则可能是因为存在真菌感染，此时最好到医院进行检查。

主持人：随着时代的变化，中医四诊有什么新的发展？

李主任：中医已经有几千年的历史。望、闻、问、切四诊经受住了时间的考验。随着医学及科技的发展，中医四诊也在不断扩大其应用范围。比如，之前的望诊就是医生用眼睛看患者的面色、五官、病变部位等。而现在，我们还可以看患者的化验单、影像学检查结果等。这让我们有机会从不同方面更加详细地了解疾病。之前的脉诊必须是面对面进行的。而现在，很多仪器都可以记录脉搏变化。科技的发展使中医能够实现远程会诊，中医医生坐在诊室里，通过各种仪器就能够给全国各地的患者诊病开方。有新闻报道，中医四诊仪已经被带到太空。航天员们用各种仪器来记录自己的各种信息，中医医生可以通过这些信息对他们进行面诊、舌诊、问诊，甚至是脉诊等，以判断其健康状况，用中医的方法为他们的健康保驾护航。这也证明了，中医也是在随着时代而不断进步和发展的。

子宫肌瘤的中医疗法

王东红（中国中医科学院眼科医院妇科主任）

子宫肌瘤是女性生殖器官中最常见的良性肿瘤，很多女性都有子宫肌瘤的困扰。大部分的子宫肌瘤是无症状的，只有长得特别大的子宫肌瘤或者生长位置不好的子宫肌瘤，才会导致患者出现腹痛、尿频、尿急、便秘等症状。这种情况，则需要考虑治疗，必要时还要进行手术。中医是如何认识子宫肌瘤的？中医又有哪些好的治疗方法呢？

　　主持人：什么是子宫肌瘤呢？

　　王主任：子宫肌瘤是一种发生在子宫平滑肌组织的良性肿瘤。它主要是由平滑肌和结缔组织组成。该病好发于 30～50 岁的女性。该病确切的发病原因尚不清楚。子宫肌瘤在 30 岁以上女性中的发病率是 20%～25%。

　　主持人：子宫肌瘤分为哪几种类型呢？

　　王主任：临床上，主要根据子宫肌瘤的生长部位对其进行分类。一般来说，子宫肌瘤分为 4 种类型。第一种类型是子宫肌壁间肌瘤，即肌瘤主要生长在子宫肌壁，四周为子宫的肌肉层。这种类型的子宫肌瘤发病率最高。在 4 种类型的子宫肌瘤中，子宫肌壁间肌瘤占 60%～70%。第二种类型是子宫浆膜下肌瘤，即向子宫浆膜面生长并突出，

子宫肌瘤的中医疗法

113

表面仅由浆膜覆盖的一种子宫肌瘤。在 4 种类型的子宫肌瘤中，子宫浆膜下肌瘤占 20%～30%。第三种类型是子宫黏膜下肌瘤，即向子宫黏膜面生长，突出于宫腔，表面仅由黏膜覆盖的一种子宫肌瘤。子宫黏膜下肌瘤多为单个性，在 4 种类型的子宫肌瘤中占 10%～15%。第四种类型是子宫颈肌瘤，即生长在子宫颈上的一种子宫肌瘤。由于它的生长部位比较低，所以会镶嵌在盆腔内，容易导致出现盆腔压迫症状。

主持人：子宫肌瘤的症状有哪些呢？

王主任： 子宫肌瘤的症状主要分为以下 5 个方面。第一个方面是月经的改变，包括月经量的增多和经期的延长。体积比较大的子宫肌壁间肌瘤和子宫黏膜下肌瘤，可使子宫腔变形、子宫内膜增厚、子宫内膜组织上的静脉丛充血扩张，进而导致月经量的增多和经期的延长。另外，如若子宫黏膜下肌瘤发生坏死或感染，阴道内就会流出血样脓性分泌物。第二个方面是腹部的改变，即下腹部可触及包块。一般来说，体积较小的子宫肌瘤是不会导致腹部发生变化的。但是，随着子宫肌瘤逐渐增长，当其增大到一定程度后，下腹部便可以触及包块。第三个方面是白带增多。体积比较大的子宫肌壁间肌瘤或子宫黏膜下肌瘤，可使子宫腔变形，从而导致子宫内膜腺体分泌增多、盆腔充血，进而会造成白带增多的现象。在子宫黏膜下肌瘤发生坏死或感染的情况下，则会有血样脓性白带从阴道内流出。这种白带有时还会伴有腥臭味。第四个方面是压迫症状。靠近子宫前壁的、体积比较大的肌瘤会压迫膀胱，从而导致患者出现尿急、尿频等症状。而靠近子宫后壁的、体积比较大的肌瘤则会压迫直肠，从而导致患者出现便秘的症状。体积较大的子宫颈肌瘤可能会压迫尿道，导致患者出现排尿困难、尿潴留的现象。第五个方面是其他症状，比如腰酸背痛、小腹坠胀疼痛等。子宫黏膜下肌瘤脱出于宫腔时，就会导致小腹坠胀疼痛。患者在月经期，这些症状可能会加重。另外，子宫肌瘤还会导致患者不孕或流产。

主持人：子宫肌瘤的一些症状，如经期延长、月经量增多、白带增多等在其他疾病中可能也会出现。我们需要做哪些检查来与这些疾病相鉴别呢？

王主任：在内分泌失调或子宫内膜异位症或子宫腺肌病的情况下，患者也会出现月经量增多、经期延长、白带增多等症状。患者可以通过妇科 B 超检查进行鉴别诊断。妇科 B 超检查主要有两种检查方法，包括经腹部 B 超检查法和经阴道 B 超检查法。对于未婚、未有过性生活的女性来说，可以选择经腹部 B 超检查法；对于已婚女性，或者是未婚、有过性生活的女性来说，可以选择经阴道 B 超检查法。

子宫肌瘤的中医疗法

主持人：子宫肌瘤的诱发因素有哪些？

王主任： 子宫肌瘤好发于 30～50 岁的女性，青春期女性及更年期女性很少患此病。由此可以看出，子宫肌瘤的发生可能与女性的性激素水平有关。有研究显示，子宫肌瘤与雌激素水平关系密切，它对雌激素有高度的敏感性。所以，我们将子宫肌瘤归为雌激素依赖性肿瘤。有研究表明，孕激素也会造成子宫平滑肌组织的增生，孕激素也会使子宫肌瘤体积增大。分子生物学研究发现，子宫肌瘤是由单克隆平滑肌细胞增殖而成，而多发性子宫肌瘤则是由不同的克隆细胞形成。另外，子宫肌瘤也与遗传因素有关。

主持人：诊断子宫肌瘤有哪些方法呢？

王主任： 临床上，主要运用 5 种检查方法对子宫肌瘤进行诊断。第一种检查方法是妇科检查。医生主要采用双合诊或三合诊的方法判断女性是否患有子宫肌瘤。首先要检查子宫的硬度。一般来说，正常子宫的硬度应该像鼻头的硬度；妊娠期女性的子宫则比较柔软，如同嘴唇的硬度；子宫肌瘤患者子宫的硬度则像额头的硬度。其次要检查子宫的大小。如果患者子宫增大，同时质地又硬，一般会认为其患有子宫肌瘤。第二种检查方法是妇科 B 超检查。此检查可以了解子宫肌瘤的数目、大小、位置等。第三种检查方法是核磁共振检查。此检查能够更加细致地观察到子宫肌瘤的数目、大小、位置。即使是体积非常小的子宫肌瘤，也能通过核磁共振检查出来。第四种检查方法是病理检查，即通过手术等形式将子宫肌瘤组织取出来，再送去做病理，以判断肿瘤的性质。第五种检查方法即其他类型检查法，包括宫腔镜检查、腹腔镜检查、子宫输卵管造影等。这些检查方法也可以协助诊断。

主持人：中医治疗子宫肌瘤有哪些方法呢？

王主任：中医治疗子宫肌瘤最常用的方法是口服中药治疗。医生主要通过望闻问切，四诊合参的方式来判断子宫肌瘤患者属于哪种证型，如痰湿型、气滞型、血瘀型等，然后根据具体证型选方用药，进行治疗。除中医内治法外，中医外治法也能治疗子宫肌瘤，如中药外敷法。患者可以将医生所开处方中的药物打成粗末或者研成细末，装在布袋里，然后将药袋淋湿，放在锅里蒸 20 ～ 30 分钟。蒸好后，将药袋放在患者小腹部进行热敷。患者一定要注意，在热敷的过程中，不要将皮肤烫坏。如果药袋过热，可以在其下方放毛巾隔热，并且应随时根据药袋的热度，调整毛巾的厚度。另外，针灸疗法也是中医外治法中的一大瑰宝。体针治疗子宫肌瘤的常用穴位包括关元、气海、中极等。同时还可以根据不同的证型增加相应的配穴。比如，肝郁气滞型子宫肌瘤患者，可以针刺太冲等。另外，中医学认为，耳朵上也有很多穴位。所以，我们也可以通过耳针或耳穴压豆的方法治疗子宫肌瘤。

主持人：针对 4 种不同类型的子宫肌瘤，中医在治疗方法上有没有差异呢？

王主任：一般来说，对于 4 种类型的子宫肌瘤，中医所采取的治疗方法区别不是很大。因为，中医治疗讲究整体观。中医主要通过辨证判断子宫肌瘤患者的证型，再结合子宫肌瘤的位置，进行对证治疗。主要的治疗方法是软坚散结。但是对于子宫黏膜下肌瘤，中医主要采用的治疗方法与其他 3 种类型不同。因为，子宫黏膜下肌瘤容易造成月经量增多，患者则容易出现贫血的情况，主要表现为心慌、头晕、乏力等。治疗时，中医常在软坚散结的基础上，加以益气养血。但是，因为子宫黏膜下肌瘤导致的月经量增多不容易被控制，所以一般情况下，在其直径超过 2cm 时，便建议患者通过手术切除子宫黏膜下肌瘤，以免对健康造成进一步的影响。

主持人：中医将子宫肌瘤分为哪些证型呢？

王主任：如果患者表现为烦躁，焦虑，两胁胀痛，小腹部坠胀疼痛，脉弦，舌质红等，则可以判断为气滞型子宫肌瘤。治疗方法为理气、活血、散结。方药选用行气导滞类药物，如木香、丁香、香附等。如果患者表现为下腹部如针刺样疼痛、固定不移，舌紫，有瘀点、瘀斑等，则可以判断为血瘀型子宫肌瘤。治疗方法为活血化瘀，消癥散结。多选用《金匮要略》中的名方桂枝茯苓丸进行治疗。如果患者表现为肥胖，乏力，胸闷，舌淡，苔白腻等，则可以判断为痰湿型子宫肌瘤。治疗方法为祛湿健脾，消癥散结。多选用二陈汤加软坚散结类中药。

主持人：子宫肌瘤患者在饮食和生活习惯上需要注意哪些方面？

王主任： 子宫肌瘤的形成与女性性激素水平有关。为了抑制患者性激素水平的升高，尤其是雌激素、孕激素的升高，在饮食方面就要注意。子宫肌瘤患者应尽量少吃生冷辛辣的食物。因为生冷的食物属寒凉，寒凝血瘀，日久则经络不通。而辛辣的食物属热，热灼血瘀，日久则经络不通。子宫肌瘤患者应尽量少吃能影响性激素水平的食物，应让性激素水平保持在一种平稳的状态。影响性激素水平的食物包括豆类，如黄豆、黑豆、绿豆等；或豆制品，如豆腐、豆腐脑、豆浆等；以及蜂产品，如蜂蜜、蜂王浆、蜂胶等。子宫肌瘤患者还应尽量少吃禽类食物。另外，一些保健品中也可能含有性激素，食用这类食品也可能使子宫肌瘤的体积增大。在生活习惯方面，首先是不熬夜，免劳累。因为熬夜和过度劳累能够消耗气血。气血受损，推动力量就会变弱，体内血液循环的速度也会减慢，瘀血就容易停留在体内使经络不通。其次是不要受寒。寒主收引，遇冷之后血液循环速度减慢，容易形成瘀血。然后是不要生气，不要精神紧张。因为生气和精神紧张容易造成肝气郁结，气滞则容易造成血瘀。所以，子宫肌瘤患者应该调畅情志。

主持人：可以举一个您在临床中治疗子宫肌瘤的例子吗？

王主任：对于直径 5cm 以下的子宫肌瘤，中医是有一定的治疗优势的。我曾经治疗过一个子宫肌瘤的患者。她来就诊时，子宫肌瘤的直径在 5cm 左右。因为她已经 45 岁了，其他医院都建议她进行手术治疗。可是她不想做手术，便找到我，希望用中医的方式进行治疗。我通过辨证论治，给她开方用药，并叮嘱她每两周来门诊调整 1 次处方。1 年后，再做妇科 B 超检查，发现她的子宫肌瘤已经缩小到直径 2cm 以下了。后来又巩固治疗了一段时间，她的子宫肌瘤没有复发。

主持人：什么情况下建议子宫肌瘤患者进行手术治疗呢？

王主任：首先，即使是直径 2cm 以下的子宫黏膜下肌瘤，只要使患者月经量增多、经期延长，甚至出现贫血的情况，均建议进行手术治疗。其次，对于短期内增长速度特别快的子宫肌瘤，而且患者已经进入绝经期的情况，也建议其选择手术治疗。另外，对于子宫肌瘤特别大，在小腹部已经能摸到包块，甚至已经出现压迫症状的患者，也建议采取手术治疗。如果阴道内流出血样脓性分泌物，并伴有恶臭味，则怀疑为恶性子宫肌瘤。对于这种患者也建议其进行手术治疗。

主持人：如何预防子宫肌瘤？

王主任：第一是要采取合理的避孕措施，预防意外妊娠的发生。因为意外妊娠发生之后，有的人可能会采取人工流产的方式。人工流产会使子宫遭受机械性刺激，容易出现炎症，而炎症会刺激增生。第二是要养成合理饮食习惯。我们应多吃富含维生素的食物，如新鲜蔬菜水果，以及含有优质蛋白的食物，如鱼、虾、牛肉、鸡蛋、牛奶等。这样可以使身体能够保持一个比较好的状态。第三是要增强免疫力。比如，不熬夜、不劳累、不生气、不受寒等。第四是要定期体检。

主持人：我们应该多长时间做一次妇科方面的检查呢？

王主任：子宫肌瘤的好发年龄是 30 ～ 50 岁。所以，对于 30 岁以上的女性，我建议 1～2 年做 1 次体检。而对于 30 岁以下的女性，则因人而异。有的人有家族遗传史，可以 1～2 年做 1 次体检。如果没有家族遗传史，而且也没有月经异常、下腹部坠胀疼痛等情况，可以 2～3 年做 1 次体检。现在的女性受教育程度越来越高，对于妇科疾病已经没有那么恐惧了，也不会出现讳疾忌医的情况。面对妇科疾病的产生，我们能够正确地应对。所以，我们一定要定期体检，早发现，早治疗，为自己的健康保驾护航。

平稳度过更年期，
遇见更好的自己

汤玲（北京中医药大学东直门医院妇科主任医师）

扫码看完整视频

更年期女性可能会出现一些不适，比如月经紊乱、潮热、出汗、心悸、失眠、情绪低落、激动易怒等一系列躯体和心理的症状。怎样平稳度过更年期？中医有哪些调理方法呢？

主持人：更年期是指哪个年龄阶段？

汤主任：世界卫生组织对更年期有一个时间的界定，其认为，女性 ≥ 40 岁，则进入了更年期。

主持人：进入更年期，女性主要会出现哪些改变？

汤主任：女性进入更年期后，卵巢功能减退的典型表现是月经方面的异常。随着生活水平的提高，人们的健康意识水平也在逐渐提高。现代女性都很关注自己的月经情况。月经主要包括期、量、色、质 4 个方面。有些更年期女性可能 1 个月连续来两次月经，也有可能几个月来一次月经，要么提前，要么错后。或者之前是月经来潮 5 天即净，但现在十几天才干净，而且颜色或经量都出现了变化。这些均提示女性的卵巢功能开始衰退。据统计，90%的亚洲女性会在 45 ～ 55 岁绝经。

主持人：更年期与更年期综合征有哪些区别？

汤主任：更年期是指一个年龄阶段或特定时期。它只是一个时间的概念，类似婴幼儿期、儿童期、青春期等。而更年期综合征则是一种疾病，包括了很多更年期阶段机体出现的不适症状。更年期综合征最典型的表现就是月经的改变，这也是临床上大家最常关注的地方。其次是失眠。更年期综合征患者的失眠与普通患者的失眠不同。它的突出表现是患者在进入更年期之前，睡眠质量非常好，在进入更年期之后出现的睡眠障碍与雌激素水平下降密切相关。另外是情绪的改变。情绪的改变主要分为两种类型。第一种类型的患者比较易怒，情绪暴躁，常与他人发生口角。第二种类型的患者比较忧郁、多疑、不自信。还有一些女性进入更年期以后，特别是绝经后的前3年，骨质丢失较为迅速，可以表现为全身疼痛、容易骨折等。这种表现与月经异常、失眠等不同，不易被人发现，等出现症状时再补钙多为时已晚。绝经后的女性还常出现脂代谢异常和糖代谢异常。这些指标的异常可能会造成严重的后果，比如心脑血管疾病等。所以建议大家定期体检，早发现、早治疗。还有一些更为常见的症状，如潮热出汗等。

主持人：更年期综合征患者需要治疗吗？

汤主任：如果这些症状已经影响到正常的工作、学习

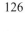

了，则需要去治疗。许多女性朋友觉得更年期综合征不是病，不需要去医院治疗。我觉得这种想法是不正确的。如果不进行检查，是无法早期发现脂代谢异常或糖代谢异常的，等到真的患有糖尿病或高脂血症而出现不适症状时，治疗起来就相对复杂了。所以一定要每年进行 1 次体检，出现问题，及时就医。另外，大家也不要忽视情绪问题。可能每个人都有抑郁状态，但若这种状态持续日久，则有可能发展为抑郁症。经过专业医生的评估，如果患了抑郁症，则进行治疗；如果只是处于抑郁状态，也可以做一些心理疏导。

主持人：激素疗法适合哪些患者应用？

汤主任：雌激素和孕激素能够维持女性特征，能够让女性正常地来月经、正常地排卵、正常地受孕。有些爱美的女性害怕发胖，比较抗拒激素疗法。妇科采用的激素替代疗法主要用的是这两种激素。简单来说，激素替代疗法就是模拟女性正常的生理周期。之前，激素替代疗法仅用于绝经前后的女性。现在，对于绝经特别早的女性，也建议其进行激素替代治疗。这种治疗方式不仅能维持部分女性的月经，还能减轻更年期容易出现的不适症状，减少因雌激素降低导致的并发症的发生。有些女性无法耐受激素替代治疗，有些女性有激素治疗禁忌证，如有子宫内膜癌、

平稳度过更年期，遇见更好的自己

宫颈癌家族史等。对于这些女性，则可以采用中医药治疗。

主持人：中医是怎样认识更年期综合征的呢？

汤主任：《黄帝内经》中就有对女性更年期症状的描述，"五七，阳明脉衰，面始焦，发始堕；六七，三阳脉衰于上，面皆焦，发始白；七七，任脉虚，太冲脉衰少，天癸竭，地道不通，故形坏而无子也"。也就是说，女性到了 35 岁的时候，面色开始变差，头发开始脱落；女性到了 42 岁的时候，面色差，开始有了白发；女性到了 49 岁的时候，月经停止，失去生育能力，身体各种功能也进入衰退阶段。中医讲的天癸在一定程度上可以对应西医讲的激素。后来，历代医家将更年期出现的各种症状散在记录于"脏躁""崩漏""心悸""不寐"等疾病中。现在，中医教科书中专门有一个章节叫"绝经前后诸证"。

主持人：在女性即将进入更年期这个阶段，可以进行哪些调理呢？

汤主任：首先，我们可以寻求中医理论的帮助，重点起到"调心"的作用。此阶段还不需要药物治疗，我们可以让医生开一些代茶饮。即将进入更年期的女性可以多吃一些燕窝、山药、葛根、银耳、蜂蜜、豆制品等。这些食物能够补肾气，帮助改善卵巢功能。

主持人：女性进入更年期之后，在生活中需要注意哪些细节呢？

汤主任：这个阶段的女性，身体状态是走下坡路的，但是在工作中，或者是在家庭中仍承担很多责任，处于比较劳累的状态，所以一定要关注自己的身体。一旦出现哪里不舒服，就要及时到医院就诊。另外，由于激素的影响，更年期女性的情绪多不稳定。研究显示，这个时期的女性乳腺癌、宫颈癌等恶性肿瘤的发病率大大增加。所以，定期体检非常重要。有些女性认为，绝经后就不需要做妇科检查了。这种观念也是错误的。每个人都是自己健康的第一责任人。

主持人：女性应该如何进行心理调节来适应更年期带来的压力呢？

汤主任：我认为，首先要正确认识自己，正确认识更年期，不要违背自然规律。其次是培养自己的兴趣爱好。我有一个女性患者，她因为患有子宫内膜病变，选择了子宫全切术。虽然她的绝经是医学原因导致的，但是也会经历激素变化的过程，即由月经规律状态变成绝经状态。这种雌激素的陡坡性下降，使她十分不适应，心情总是很焦

平稳度过更年期，遇见更好的自己

躁，同时伴有潮热盗汗、失眠等症状，已经严重到无法正常工作。后来经过我的治疗，她的大部分症状都有所改善，但心情还是十分焦虑，开车时有人在她前面开她都觉得烦躁。我觉得她的情况可能不是通过药物就能治疗得好的了。我应该和她好好聊一聊。我问她除了工作，还有没有什么业余爱好。她说自己没什么爱好。我就建议她培养一个爱好，使自己的心安静下来，比如写毛笔字或者读书。她说她喜欢用手机看电子书。我建议她把手机放下，去读纸质书。3周后她来复诊，告诉我她已经可以安静下来读书了，并且心情没有那么烦躁了。由此病例也可以看出，心理治疗是很重要的。更年期女性因激素波动的问题，性格变得十分敏感。医生在诊病时要多加以安慰，多去理解患者。因为我现在51岁，也处于更年期阶段。患者的心情我也感同身受。在门诊中，我经常把自己的例子讲给患者听。患者了解到医生也有和她一样的问题，心里的负担会放下许多，这样心情也会好一点。所以，我认为应该重视心理治疗。现在，国家也非常重视更年期综合征患者的心理治疗，各大医院都在开设更年期门诊或心理门诊。有时心理治疗比药物治疗可能更有效。